北京协和医院护理丛书

北京协和医院
体检手册

吴　宣　罗虹辉　李　静　主　编

中国协和医科大学出版社

图书在版编目（CIP）数据

北京协和医院体检手册／吴宣，罗虹辉，李静主编.—北京：中国协和医科大学出版社，2019.9
ISBN 978 - 7 - 5679 - 1296 - 0

Ⅰ.①北…　Ⅱ.①吴…　②罗…　③李…　Ⅲ.①体格检查 – 手册　Ⅳ.①R194.3 - 62

中国版本图书馆 CIP 数据核字（2019）第 102493 号

北京协和医院体检手册

主　　编：吴　宣　罗虹辉　李　静
责任编辑：王朝霞

出版发行：**中国协和医科大学出版社**
　　　　　（北京东单三条九号　邮编 100730　电话 65260431）
网　　址：www.pumcp.com
经　　销：新华书店总店北京发行所
印　　刷：小森印刷（北京）有限公司

开　　本：787×1092　　1/32
印　　张：7.5
字　　数：120 千字
版　　次：2019 年 9 月第 1 版
印　　次：2022 年 6 月第 6 次印刷
定　　价：58.00 元

ISBN 978 - 7 - 5679 - 1296 - 0/01

北京协和医院体检手册

顾　问　王振捷

主　编　吴　宣　罗虹辉　李　静

副主编　晏　桐　丁珊珊　刘　锋

编　委（按姓氏笔画排序）

丁珊珊　马　欣　王珉珊　甘　泠

卢金鑫　刘　锋　刘　淼　汤有佳

李　静　吴　宣　何　艳　罗虹辉

晏　桐　董　雪　温小恒　蔡　文

插　图　徐　青　周意林

　　随着社会的进步和物质生活水平的提高，人们对健康的欲望表现得越来越强烈，对个人身心健康更加重视，对健康的需求也不断增强。人们的观念也从以疾病治疗为主，逐渐向疾病的预防转移，从"治病"向"治未病"转变。

　　近年来，心脑血管疾病、代谢性疾病、癌症的发病率不断上升，人们往往习惯于出现症状才去就医，这就导致错过了治疗的最佳时期，造成不可弥补的损失，同时还花费大量的人力，财力。及早发现身体异常或异常的趋势，及时干预，减少损伤和危害，并通过健康宣教，纠正不良的生活方式，科学运动，达到保持健康，预防减少疾病的目的。

　　北京协和医院健康医学部于 2005 年 5 月 12 日举行揭牌仪式，从 5 月 13 日开始正式接待单位及个人体检。2012 年 9 月 13 日搬入新门诊楼，17 日新址开业。2015 年 9 月 25 日西院体检中心搬入东院，两院体检中心合并、统一管理。

　　健康医学部成立以来一直奉行的精神：严谨、求精、勤奋、奉献。

工作宗旨：珍惜生命、关注健康、诚信服务、质量第一。

恪守原则：运用现在成熟的医疗手段对健康体检者进行全身系统的检查，对检查结果进行综合分析，做出健康状况的综合评估，以便尽早干预！

编　者

2019 年 7 月

目　录

PART. 1

体 检

Physical Examination

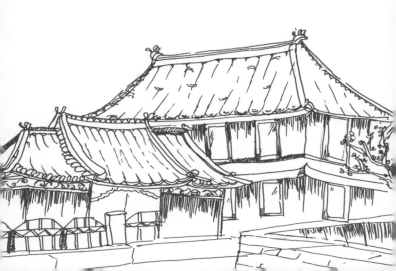

　　如果说临床治疗相当于救起溺水之人，那么健康体检、健康管理就是在河边建立防护网防止溺水。

健康管理服务特点

　　科学健康监测与评估；专业的健康指导方案；到位的全程跟踪服务；权威的专家健康咨询和健康危险因素干预；便捷的就医绿色通道；全面的年度健康状况分析。

体检中一般项目包括哪些内容

1．基本健康信息问卷。
2．体格检查。
3．检验检查。
4．影像检查。
5．查体报告的解读。

如何选择我的个性化体检项目

　　面对五花八门的体检套餐，我们常常不知如何选择。首先应明确所选套餐的项目包含什么，其次根据个人的具体情况选择项目，根据既往病史可以加项选择。如慢性乙肝病史者可选择肝脏影像学检查、病毒血清学检查、肝功能检查等；

过敏体质者应进行过敏原筛查；近期体重消瘦明显、疑似肿瘤者，可加 PET-CT 等。对于第一次体检者或间隔较长时间未查体者，最好进行全面体检。年龄偏大者应常规检查肿瘤标志物，40 岁以上的人群建议每年最好进行一次胃、肠镜筛查等。育龄妇女（尤其 > 40 岁）应重视宫颈、卵巢、乳腺疾病检查。孕前体检者要筛查传染性疾病，孕妇则要注意避免接受放射性检查。

第一节 体检流程

一、体检流程图

请携带下列证件之一
（身份证，护照或医院就诊卡）

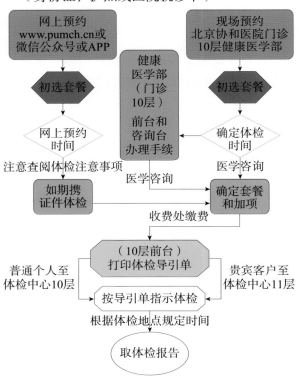

二、团队体检流程

团队体检客人按照体检预约日期至 9 层前台凭身份证打印导引单→更衣室更衣→分检台电子系统自动分检（报到）→体检客人按照引导单提示在工作人员引导下到各科室体检→体检项目全部完成后将导诊单交至 9 层前台。

三、个人体检流程

个人体检客人按照体检预约日期至 10 层前台凭身份证打印导诊单→更衣室更衣→分检台电子系统自动分检（报到）→体检客人按照引导单提示在工作人员引导下到各科室体检→体检项目全部完成后将导诊单交至 10 层前台领取报告凭证。

四、VIP 体检流程

VIP 体检客人按照体检预约日期至 11 层前台凭身份证报到（打印导引单）→更衣室更衣→分检全程在工作人员陪同下由电子分检系统自动分检（报到）→至各科室体检→体检项目全部完成后工作人员会将报告凭证交给客人。

Tips

北京协和医院体检中心小贴士

1. 非中国籍体检客人请至国际医疗部门咨询体检事宜。

2. 体检报告领取和咨询：普通客人请在体检中心 9 层，VIP 客人请在 10 层（工作日 13：30～15：30）。

3. 需要邮寄体检报告的客人，请在您所体检楼层前台办理邮寄手续。

4. 团检体检业务联系请咨询：孙老师（10 层）或娄老师（9 层）。

5. 体检中心电话：010-69159883（工作日 13：30～15：30）。

6. 网上注册、预约方法：

（1）北京协和医院官方网站 www. pumch. cn，点击进入"健康医学部（体检中心）"。

（2）下载北京协和医院 APP 客户端（仅套餐查询功能）。

（3）添加体检中心微信公众号，扫描右图。

◯ 第二节　体检前准备

一、多长时间体检一次合适

一般来说需要每年进行一次全身体检；针对

前一年体检中发现的问题，有些需要 3 个月或者是半年进行复查，并专科随诊。

二、体检前需要注意什么

1. 体检是为了了解平时生活状态下身体各项指标，所以不必特意控制饮食，常态化即可。

（1）体检前 3 天内保持清淡饮食，不要大吃大喝，不宜食太甜、太咸、过于油腻的食物，不宜食用高蛋白食品及大量海产品，不宜饮酒、浓茶及咖啡，一周内禁食含铁高的食材等刺激性食物。

下表中的食物可能对体检造成的影响：

含碘高的食品会影响甲状腺功能检测	如深海鱼油、藻类、海带等
含嘌呤类高的食品会影响血尿酸的检测	如动物内脏，海鲜类食品
含糖过高食品会影响血糖、尿糖的检测	
动物血液制品会影响大便潜血试验检查	
过量的高蛋白食品会影响肾脏功能检测	
高脂肪食品会影响血脂检测	

（2）抽血前需空腹 6～8 小时（不能进食，嚼口香糖，可饮少量清水服用空腹药物）。

（3）体检前3天不要服用非必需药品，因为各种药物在体内作用可能会影响体检的准确性。

（4）体检前勿突然停药

体检当日降压药物、治疗心脏药物、抗凝药和抗癫痫等需要空腹用的药物，可以在体检前用少量温水送服。餐前半小时服用降糖药。补充铁剂药物等非空腹用药可以做完空腹检查项目用餐后服用。

2. 体检不仅仅是抽血、做影像学检查

很多体检客人在体检时只做抽血和影像学检查，其他科室检查有时间就查，没时间就不查，这是十分不可取的。一些疾病早期没有任何症状，特别是直肠癌，往往是在体检时检查出来的，放弃肛诊极有可能造成漏诊。所以在体检时应该逐一核对体检项目，查漏补缺，认真完成每一项检查。

3. 体检前其他的注意事项

（1）体检当日不要佩戴贵重饰品（例：戒指、项链、手表等），一方面这些饰品会影响影像检查，另一方面，如果检查时摘除或慌乱中丢失，更是得不偿失。

（2）体检当日女性应避免化妆（包括涂口红、面部彩妆等），因为这些装饰会影响医生对您的检查。

（3）体检当日眼科检查时，若有远、近视问题，请佩戴有框眼镜，勿戴隐形眼镜，以免影响对您眼部的检查。

（4）如果您曾经做过美容整形等人工处理，为保证体检结果的正确，最好主动向医生讲明。

（5）女性体检者应避开生理期（最好在月经干净 3～7 天后）。

Tips

体检需空腹项目

体检者在用餐前应与体检工作人员确认是否完成以下空腹项目：

- 抽血
- 腹部超声
- ^{13}C- 尿素呼气试验。
- 体重（最好在空腹和排尿后）
- 耳鼻喉科（防止检查咽部引起呕吐反射）
- 特殊检查：腹部 CT、增强 CT、PET-CT、增强磁共振等。

4. 体检需憋尿项目

女性憋尿 B 超检查子宫、双附件。一般针对未婚女性或无性生活女性，不接受经阴道 B 超检查者，怀孕或疑似怀孕女性，育龄期经期延后者。

5. 体检当日服装选择

大多数体检单位会让体检客人更换体检服。建议体检者查体当天穿分身轻便、易于穿脱的衣服，衣服上不要有金属扣子、装饰；内衣选择不带金属扣子、金属胸托的文胸，尤其是女性爱美塑形的塑身衣不要穿，避免影响 X 线等影像学检查；体检当日鞋的选择也要以穿脱方便为宜，女性不要穿长筒靴，连裤袜。

6. 体检项目最佳时间表

抽血检测	空腹血检测是定期体检，重要脏器功能及相关疾病诊断重要依据。空腹血是指清晨没有吃东西，距前一餐约 12~14 小时所抽取的静脉血，一般在早上 7~9 点抽血最为合适，最晚不宜超过 10 点
男科检查	50 岁以上男性易患内分泌失调综合征，与睾酮的分泌减少有关，而睾酮激素检查以早上最准，一般建议 9~11 点检查
尿常规检查	夜间饮水较少，肾脏排出物都浓缩在膀胱内可提高疾病检出概率，所以尿液标本以新鲜晨尿最佳，最好是早晨起床第一次尿。注意检查前一晚别吃大鱼大肉，水也不能多喝，留尿时最好留取中段尿，避免尿液被粪便、阴道分泌物等污染
肠镜检查	需提前 3~4 天做好饮食准备，并服用清肠药，检查前最好保持空腹。多数消化系统常需要化验大便，要求两周前不吃含铋剂的药，检前 1~2 天不能吃含动物血的食物
妇科检查	妇科诊断时要取阴道涂片及宫颈刮片检查脱落细胞，月经出血时和阴道用药等均会影响标本观察效果，所以月经结束后 3~7 天，阴道用药停药 1 个月后检查最佳
乳腺检查	月经周期中，在相关内分泌激素的影响下，会使乳腺产生一些生理变化，影响检查结果。一般在月经开始后第 10 天左右雌激素对乳腺影响最小，乳腺处于相对静止的状态，此时检查能更好地发现病变或异常，绝经后的女性可自由选择检查时间

Tips

体检流程一般由计算机自动分配，保证节约时间，使效率最大化！如在心电图检查后进行内科检查，在抽血之后进行外科检查！

第三节　体检时注意事项

一、健康体检中有哪些医疗风险需要管控

1. 选项风险

孕妇及准备妊娠者的 X 线检查、妇科检查、特殊检查、有创检查等，检前问诊、知情同意是非常有必要的。

2. 医疗风险

低血糖、晕针、突发心脑血管事件、专科查体及影像学漏诊／误诊问题等。

二、为什么空腹抽血有时间限制

有些人因为工作或其他原因，早晨不能早起，来查体认为只要不吃东西，什么时候检查都可以，其实这样是不完全正确的。在医学上，空腹是有时间限制的，要求在前 1 天晚餐后 12 小时左右进

行抽血化验，所以最好在清晨 6～9 点进行，最晚到 10 点左右，结果比较准确。如果空腹时间长，体内激素水平会发生变化，影响血糖等指标的准确性。

三、留尿标本时有哪些注意事项

Tips

女性需避开生理期
留取标本前应清洁阴部
尽量留取中段尿
留取足量标本

四、留取粪便标本时有哪些注意事项

留取当日大便，并避免受到痔疮出血的干扰（女性同时需避开生理期）而导致化验结果呈假阳性。粪便标本的留取最好在肛诊检查之前。

五、幽门螺杆菌（Hp）有哪些常用检测方法

幽门螺旋杆菌（Hp）常用两种检测方法，分别是取血检查（幽门螺杆菌抗体）和 ^{13}C- 尿素呼气试验检查。

六、哪些部位的病变适合做 MRI 检查

MRI（磁共振成像）检查是影像诊断学中重要的方法之一，是临床价值较高的特殊检查项目。

在临床应用于神经系统（脑、脊髓）、关节、软组织（乳腺、前列腺）的检查。

包括脑部，五官，脊柱、脊髓、纵隔、肺、胸膜，乳腺病变，心脏、大血管，肝、胆、胰、脾病变，胃肠道，肾及肾上腺，女性盆腔及生理器官，男性盆腔及生殖器官，骨骼、肌肉、关节等。

七、如何计算体重指数，怎么根据体重 指数判断消瘦、超重和肥胖

体重可以总体上反映人体的营养和健康状况，体重指数是比较方便的判断指标，体重指数＝体重（kg）÷身高（m）^{2}，正常范围为 18.5 ～ 23.9，低于 18.5 为消瘦，高于 24.0 为超重，大于或等于 28.0 为肥胖。

八、总觉得头晕，在体检时需要增加什 么项目

造成头晕的原因很多，需要逐一排查，体检时可以增加颈椎正、侧位像，颈椎核磁，头颅核磁，经颅多普勒超声，颈动脉彩超，耳鼻喉科体检等相关检查。

九、哪些体检者不适宜做放射检查（X线）

1. 6个月内有生育计划的体检者（无论男女）一般禁止做 X 线检查。

2. 哺乳期女性。

3. 已知怀孕或疑似怀孕女性。

十、哪些体检者不适宜做核磁检查

1. 身体内有金属物（义齿、骨钉、起搏器、支架等）的体检者。

2. 对封闭空间有恐惧的体检者（幽闭恐惧症），例如对电梯等恐惧者。

3. 有多动症或静止性震颤的体检者。

十一、女性体检者应注意的问题

女性生理期不宜体检，最好在月经干净后 3~7 天进行查体

未婚女性（未有性生活）不宜做妇科经阴道检查和经阴道超声检查

已婚女性（或有性生活）在体检前一日勿行房，也勿做阴道冲洗或使用阴道栓剂

已怀孕或疑似怀孕（经期延后）者请在检查前告知医生

月经紊乱女性需要做雌激素检查，请在月经期第 2~3 天早上 9 点之前抽血，以保证结果的准确

十二、40 岁以上的男性应该体检哪些项目

心脏检查 	近年来，年轻白领猝死的报道越来越多，而导致猝死的原因几乎都是心血管系统"罢工"，年龄越大，越需要做全面的心血管检查，包括心电图、心脏彩超等，有条件可进行冠脉 CTA 等，可预测两年内你是否会发生心肌梗死
肝功能、肝脏检查 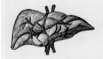	酒伤肝、熬夜伤肝，中年男性的酒精肝、脂肪肝越来越多，如不及时发现或治疗，长期发展下去后果不堪设想。建议进行血清甲胎蛋白含量检查。血清甲胎蛋白正常参考值：< 25ng/ml
肺部检查 	肺癌占世界癌症发病率和死亡率第1位，我国肺癌发病率则占世界第1位，如今空气质量下降，极易对肺部造成损伤，如果还有抽烟的习惯，那更是雪上加霜。40 岁以上的男性应定期做肺部（胸部 X 线片、CT 平扫首选）检查以及肺癌肿瘤标志物筛查，抽烟人群需尤为注意
前列腺检查 	随着年龄增长，前列腺疾病患病率会越来越高。超过 40 岁每年查一次前列腺特异抗原（PSA），或者做一次肛诊，前列腺 B 超。超过 50 岁应该定期做前列腺癌筛查

续表

口腔检查	牙不痛不意味着牙齿没问题，比如刷牙时流血、口臭、牙齿松动、敏感和酸痛等，都说明牙齿存在问题。建议每半年进行一次口腔检查
骨密度检查	40岁以后，骨质容易流失，易发生骨质疏松，定期检查骨密度，了解骨质情况

十三、血压测量正确方法

1. 量血压前静坐片刻，稳定心神，不要紧张。

2. 测量时，身体坐正，将经常测量的右上臂露出，卷起衣袖，若衣袖太紧应脱去衣物。

3. 手臂平放在桌上，使上臂和心脏在同一水平，自然松弛，手心向上，不要握拳。

4. 测量时，平静呼吸，不要说话。

5. 不要饱腹，不要憋尿。

6. 抽血后不宜立即测血压。

第四节　体检后注意事项

一、体检结果没异常，不代表身体没问题

目前大部分体检指标设定是根据疾病标准而非健康标准来定。指标正常，只能说明身体达到及格标准，却不能说明绝对健康。如指标不在正常值内，也不代表一定有病，例如休息不好，转氨酶便会增高，这些仍需经过一系列的检查才能确诊。

二、指标数值与参考值略有偏差，理性对待

如指标数值比参考值略低或略高，不必太过紧张，但也要重视，短期内一定要复查一下异常指标，看看指标变化，如为进行性增高，则是某种疾病的预兆，如慢慢接近正常参考值，则问题不大。

三、关注体检报告中的"临界值"

体检中会有一些体检者的体检指标处于"临

界值"，虽没达到致病程度，但也处于健康边缘。最好把每年的体检报告都保存好，新报告出来后，结合前几年体检报告一起解读，看看指标变化趋势。

四、体检建议一定要重视

查看体检报告时，要注意看每一条结论后面相对的健康建议和健康指导。健康体检报告通常不会直接做出疾病诊断，而是将体检所见的各项异常指标汇总，并做出是否需要复查或者进一步诊治的提示。

PART. 2

检验检查

Inspection and Examination

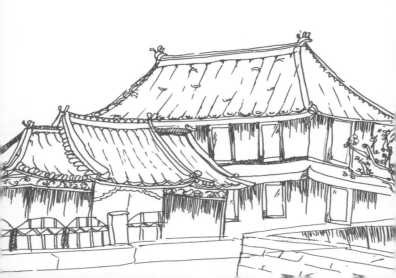

第一节　血　常　规

　　血常规是最基本的血液检验。通过抽取少量血液，可以发现许多全身性疾病的早期迹象，诊断是否贫血，是否有血液系统疾病，反映骨髓的造血功能等。血常规检查比较简单，一般 2 小时左右就能出结果。

一、抽血注意事项

　　1. 抽血前一天不吃过于油腻、高蛋白食物，避免大量饮酒，血液中的酒精成分会直接影响检验结果。

　　2. 体检前一天的晚 8 点以后，应开始禁食12 小时，以免影响检测结果。

　　3. 抽血时应放松心情，避免因恐惧造成血管的收缩，增加采血的困难。

　　4. 抽血后，需在针孔处进行局部按压 3～5分钟（图 2-1），进行止血。不要揉针孔处，以免造成皮下血肿。若服用抗凝药物应延长按压时间至 10 分钟。

　　5. 按压时间应充分。各人的凝血时间有差异，有的人需要稍长的时间方可凝血。所以当皮肤表层看似未出血就马上停止压迫，可能会因未完全止血，而使血液渗至皮下造成淤青。因此按压时间长些，才能完全止血。如有出血倾向，更应延长按压时间。

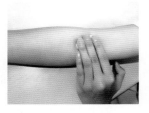

图 2-1 按压

6. 若局部出现淤血，24 小时后用温热毛巾湿敷，可促进吸收。

7. 抽血后出现晕针症状如：头晕、眼花、乏力等应立即平卧，饮少量糖水，待症状缓解后再进行体检。

二、如何看懂繁复的血常规指标

血常规，俗称"血象"，是临床上最常见的一项血液检查。

血常规中的许多指标都是病理改变常用的敏感指标，其中以白细胞、红细胞、血红蛋白和血小板最具诊断参考价值。

1. 白细胞

（1）白细胞是人体重要的防御细胞，对人体具有保护和防御功能。

白细胞计数的正常参考值（3.5～9.5）×10^9/L。

白细胞根据形态可以分为中性粒细胞、淋巴细胞、单核细胞、嗜酸性粒细胞和嗜碱性粒细胞。

中性粒细胞	在白细胞中占百分率最高，达到 50%～70%，它能吞噬和杀死细菌，防止细菌和有害物质侵入机体，是影响白细胞总数的关键
淋巴细胞	与免疫有关，它是机体保护自己不受病原体侵袭的主要细胞，主要是通过体液免疫和细胞免疫来发挥作用的
单核细胞	具有很强的吞噬功能，能够从血液中清除死亡和不健康的细胞、废物和碎片以及杀死入侵的细菌

（2）白细胞数量和功能异常多见于白细胞疾病

1）病理性增多：常见于急性感染、中毒或严重组织损伤、白血病等。

2）病理性减少：常见于病毒感染、血液系统疾病（如低增生性白血病）以及免疫系统疾病等。

2. 血红蛋白

（1）血红蛋白是红细胞的主要成分，负责氧气的输送，将氧气输送到各个组织，再将组织中的 CO_2 输送到肺脏后呼出体外，血液的颜色是红色的，也与血红蛋白有关，故俗称为"血色素"。

（2）血红蛋白的正常参考值

血红蛋白的正常参考值		
男性 120～160g/L	女性 110～150g/L	新生儿 170～200g/L

临床上常用血红蛋白的指标作为贫血的一个诊断标准。

常见的贫血包括缺铁性贫血、维生素 B_{12} 叶酸缺乏的营养性贫血、再生障碍性贫血以及溶血性贫血等。不同的贫血有不同的治疗方法，因此要进一步明确诊断对症施治。

3. 血小板

（1）血小板的主要功能是止血和凝血、修补破损血管。

（2）血小板计数的正常参考值：$(100 \sim 300) \times 10^9/L$

血小板若低于正常值，必须加以重视，因为他可能提示很多疾病，如免疫性血小板减少症、脾功能亢进、再生障碍性贫血、急性白血病等。

血小板若高于正常值，可能预示了原发性血小板增多症，也可见于各种慢性感染或肿瘤等疾病。

4. 何种情况下做血常规检查

应该注意的是，所有的这些指标与正常值稍有偏离属于正常现象，如受情绪、环境的影响；剧烈运动、饱餐，或服用某些药物后细胞都会有轻度的变化。

血常规复查后指标恢复正常即可，但也不能

掉以轻心，有问题必须及时复查。医生会根据患者的性别、年龄、临床的症状以及体征等因素，结合其他指标进行分析和诊断：

（1）面色苍白、头晕、乏力、心悸，皮肤黏膜淤斑、淤点、黄染等。

（2）血液检查白细胞、红细胞、血红蛋白和血小板计数异常增高或降低。

（3）颌下、颈部、腋下、腹股沟淋巴结肿大，肝、脾大等。

（4）其他如不明原因的发热，或不思饮食，日渐消瘦等。

红细胞（RBC）	血红蛋白（HGB）	白细胞（WBC）
正常值： 男性：（4.0~5.5）×10^{12}/L 女性：（3.5~5.0）×10^{12}/L 异常情况： 升高：真性红细胞增多症、严重脱水、肺源性心脏病、先天性心脏病、高山地区的居民、严重烧伤等。 降低：贫血	正常值： 男性：（120~160）g/L 女性：（110~150）g/L 异常情况： 升高：真性红细胞增多症、严重脱水、肺源性心脏病、先天性心脏病、高山地区的居民、严重烧伤等。 降低：贫血	正常值： （3.5~9.5）×10^9/L 异常情况： 升高：各种细胞感染、炎症、严重烧伤。当白细胞计数明显升高，并伴有发热、出血、贫血等症状时应警惕白血病。 降低：白细胞减少症、脾功能亢进、造血功能障碍等

中性粒细胞比率（NEUT%）	淋巴细胞（LYM）	血小板（PLT）
正常值：（50~70）%	正常值：（0.8~4）×10^9/L	正常值：（100~320）×10^9/L
异常情况：升高：细胞感染、炎症等。降低：病毒性感染等	异常情况：升高：百日咳、传染性单核细胞增多症、病毒感染、急性传染性淋巴细胞增多症、淋巴细胞型白血病等。降低：免疫缺陷等	异常情况：升高：原发性血小板增多症、真性红细胞增多症、慢性白血病、症状性血小板增多症、感染、炎症、恶性肿瘤、缺铁性贫血、外伤、手术、出血等。降低：原发性血小板减少性紫癜、播散盘状性红斑狼疮、药物过敏性血小板减少症、弥散性血管内凝血、血小板破坏增多、血小板生成减少等

第二节　血　糖

空腹血糖检查是诊断糖尿病最可靠的方法。一般对尿糖阳性或尿糖虽阴性但有高度怀疑为糖尿病的患者，均需做空腹血糖测定。

一、糖尿病诊断标准

目前只需要符合下面三条之一即可诊断为糖

尿病：

1. 空腹血糖 ≥ 7.0mmol/L。

2. 口服糖耐量试验（OGTT）后 2 小时血糖 ≥ 11.1mmol/L（需要抽 5 管血，不推荐在体检中心检查）。

3. 糖尿病症状 + 随机血糖 ≥ 11.1mmol/L。

二、餐前血糖（GLU）

正常值：3.9 ~ 6.11mmol/L。

GLU 升高：见于糖尿病、甲状腺功能亢进、皮质醇增多症、肢端肥大症、嗜铬细胞瘤、胰高血糖素瘤、脑外伤、脑出血、脑瘤、脑膜炎、妊娠呕吐、脱水、全身麻痹时，肝硬化患者常出现血糖升高，这可能与生长激素及胰高血糖素升高有关。

GLU 降低：见于各种原因引起的胰岛素分泌过多或对抗胰岛素的激素分泌不足、甲状腺功能不全、肾上腺功能不全、脑垂体恶病质、急性进行性肝脏疾病（妊娠急性脂肪肝、急性肝炎、肝癌、磷及砷中毒等）。

三、血糖检测的注意事项

1. 测空腹血糖最好在清晨 6：00 ~ 8：00 时取血，最晚不应超过 10：00 时。

2. 采血前不服用降糖药、不吃早餐、不运动。

3. 如果空腹抽血的时间太晚，所测的血糖值很难真实反映患者的治疗效果，其结果可能偏高或偏低。

〰 第三节　血脂化验

血脂检查，主要是对血液（血浆）中所含脂类进行的一种定量测定方法。

	正常值	升高	降低
总胆固醇（CHO）	2.6 ~ 5.18 mmol/L	可见于高脂蛋白血症、梗阻性黄疸、肾病综合征、甲状腺功能低下、慢性肾功能衰竭、糖尿病等	可见于各种脂蛋白缺陷状态、肝硬化、恶性肿瘤、营养不良、巨细胞性贫血等
甘油三酯（TG）	0.36 ~ 1.70 mmol/L	可见于家族性高甘油三酯血症、家族性混合性高脂血症、冠心病、动脉粥样硬化、糖尿病、肾病综合征、甲状腺功能减退、胆道梗阻、糖原累积症、妊娠、口服避孕药、酗酒、急性胰腺炎等	女性生理期也可以降低

续表

	正常值	升高	降低
低密度脂蛋白胆固醇（LDL-C）	1.0 ~ 3.37 mmol/L	可见于家族性高胆固醇血症、混合性高脂血症、糖尿病、甲状腺功能低下、肾病综合征、梗阻性黄疸、慢性肾衰竭、妊娠、多发性肌瘤、某些药物的使用等	可见于家族性无β和低β-脂蛋白血症、营养不良、甲状腺功能亢进、消化吸收不良、肝硬化、慢性消耗性疾病、恶性肿瘤等
高密度脂蛋白胆固醇（HDL-C）	1.04 ~ 2.2 mmol/L		提示易患冠心病

下表是临床常用体检血脂化验单示例

总胆固醇	TC	5.77↑	mmol/L	正常值 2.85 ~ 5.70
甘油三酯	TG	0.81	mmol/L	正常值 0.45 ~ 1.70
高密度脂蛋白胆固醇	HDL-C	1.57	mmol/L	正常值 0.93 ~ 1.81
低密度脂蛋白胆固醇	LDL-C	3.60	mmol/L	正常人群应 < 3.37 高危人群应 < 2.59 极高危人群应 < 2.07

Tips

教你读懂化验单

高密度脂蛋白胆固醇和低密度脂蛋白胆固醇性质正好相反，前者是"好的"胆固醇，越高越好；后者是"坏的"胆固醇，高于正常值易发生心脑血管疾病。所以我们常说"高脂血症"的说法并不科学，更合理的疾病名称为"血脂异常"。

低密度脂蛋白胆固醇是医生最为关注的指标，因为它的增高和心梗、中风等危险疾病的关系最密切。

后面的正常值是目前对于血脂分层管理的目标，也就是说不同的人群，低密度脂蛋白的正常值是不同的，心脑血管疾病危险程度越高的人低密度脂蛋白血脂水平需要控制得越低。

极高危人群就是那些已经明确诊断了动脉粥样硬化性心血管疾病的患者，比如得过心梗、放过心脏支架、有过脑中风等疾病的患者。高危人群是有高血压或者糖尿病，再加上有3个危险因素中的1~2个的患者。其他人暂属于正常人群。

血脂检查易受许多因素影响，到医院化验前务必注意上述的几种情况，这样才能确保化验结果的准确无误。

1. 检查空腹血脂时，一定要抽取空腹12小时以上的静脉血，检查的前一天晚上8点以后禁食，不禁水。

2. 抽血前应维持原来规则的饮食，并保持体重恒定，千万不要在检查的前一天晚上参加宴会饱餐一顿，或吃夜宵。

3. 在生理和病理状态比较稳定的情况下进行化验，4~6周内应无急性病发作。

检查时不要服用某些药物，如避孕药、某些降压药物等可影响血脂变化，导致检验的误差。

4. 检查的前一天晚上一定要休息好，如果娱乐到半夜甚至通宵，第二天早上检查血压高、血脂也高、肝功能也可能不正常。

第四节　肝功能检查

一、血液检查

谷丙转氨酶（ALT）	谷草转氨酶（AST）	血清胆红素（SBIL）
正常值： ＜40U/L	正常值： ＜40U/L	正常值： 总胆红素（TBIL） 2~9μmol/L 直接胆红素（DBIL） ＜3.4μmol/L

续表

谷丙转氨酶 （ALT）	谷草转氨酶 （AST）	血清胆红素 （SBIL）
异常情况： 升高：可见于肝、胆疾病，如急、慢性肝炎、胆石症引起的胆道梗阻等；其他疾病，如心肌梗死、心肌炎，某些药物造成的肝脏损伤等	异常情况： 升高：可见于急、慢性肝炎等肝脏疾病；心肌梗死等疾病及某些药物的毒副作用	异常情况： 升高：多见于黄疸型肝炎或其他疾病造成的黄疸症状

二、乙型肝炎

1. 什么是乙型肝炎

乙型肝炎是肝炎的一种。为肝脏受到乙型肝炎病毒感染后，而引起肝细胞发炎，坏死。

目前国内医院最常用乙肝病毒（HBV）感染检测血清标志物抽血检查，检查项目包括：

乙肝表面抗原（HBsAg）
乙肝表面抗体（抗 -HBs）
乙肝 e 抗原（HBeAg）
乙肝 e 抗体（抗 -HBe）
乙肝核心抗体（抗 -HBc）

2．乙肝五项检查

乙肝五项检查结果常见组合类型： HBsAg、HBsAb、HBeAg、HBeAb、HBcAb	
＋－＋－＋ （大三阳）	表明感染 HBV，病毒不断复制，有传染性
＋－－－＋	提示病毒复制，有传染性；如由"三阳"转变而来，则提示病毒复制趋势停止，传染性小
＋－－－－	感染 HBV 早期或 HBsAb 慢性携带者，提示病毒复制，有传染性
＋＋－＋－	急性乙型肝炎初期，有传染性
＋－－＋＋	简称"小三阳"急性乙型肝炎后期或 HBsAb 慢性携带者；或感染 HBV 后，e 抗原—抗体系统发生转换，传染性相对较小
－＋－－－	病毒已清除，无传染性，且有免疫力；或注射乙肝疫苗后产生保护性抗体，已获得免疫力
－＋－＋－	病毒已清除，故无复制及传染性，且有免疫力
－－－＋＋	提示过去曾感染 HBV，现病毒已清除，无复制及传染性
－－－－＋	意义同上

3．乙型肝炎传播途径

我国乙型肝炎病毒携带者达 1.2 亿人。带乙型肝炎病毒的人是散播乙型肝炎病毒的传染源。人可以由以下的方式感染：经由皮肤、黏膜的伤口，接触到带有乙型肝炎病毒的血液、唾液、精液和其他身体分泌物。

（1）经由带有乙型肝炎病毒的针头注射。

（2）输入带有乙型肝炎病毒的血液。

（3）经由乙型肝炎病毒携带者母亲于生产前后感染新生儿。

4．患有乙型肝炎会有什么症状

（1）一般人多无症状，须经抽血检查，才能确定。

（2）部分人会有食欲不振、全身无力、疲倦、恶心、呕吐等症状，但无黄疸。

（3）较严重患者会有黄疸（皮肤和眼白呈黄色，尿呈茶褐色）出现。

5．患有乙型肝炎要注意哪些事项

（1）尽快请医生诊治指导。

（2）切勿擅自乱服药物，以免反而增加肝脏的负担。

（3）注意饮食营养，不宜喝酒。

（4）充分休息，避免过劳。

（5）盥洗用具应和家人分开使用。

（6）遵医师的吩咐，定期复诊，接受指导与治疗。

6．怎样预防感染乙型肝炎

乙型肝炎病毒携带者在我国极为普遍，稍一疏忽，就有可能受到感染。目前又无特效药，因此为了保护您自己、家人和大众的健康，我们必须提高警觉做到下列各项预防措施：

（1）检查乙型肝炎病毒指标（乙肝五项），如为全部阴性，同时肝功能检测指标正常应注射乙肝病毒疫苗。

（2）不用别人的牙刷、毛巾、刮胡刀。

（3）避免不必要的打针和输血。

（4）怀孕时要验血，以确定是否带有乙型肝炎病毒。

（5）确定自己带着乙型肝炎病毒，就不应该献血，以免传染别人。

（6）养成良好的个人卫生和饮食卫生习惯。

Tips

◆饭前便后用肥皂洗净双手
◆不吃路边摊贩的食物
◆避免和他人共用餐具，采取分食方法
◆绝对避免把食物放入口中嚼碎后，再喂孩子

（7）新生儿出生后3~5天、满1个月、满2个月及满12个月各接受一剂乙型肝炎疫苗注射。若母亲为e抗原阳性之乙型肝炎携带者，除需按照上述时间接受疫苗注射外，务必于出生24小时内接受一剂乙型肝炎免疫球蛋白注射。

（8）如HBsAb（＋），说明对乙型肝炎病毒具有免疫力。但应定期复查。

7. 乙肝检查注意事项

（1）在做乙肝五项检查前应注意不要喝酒。

（2）如果在检查前还在服用某些药物，那么最好是在检查前的一两天就停止用药，以免影响检查。

（3）在做乙肝五项检查前，还注意保证充足

的休息，因为睡眠不好、劳累等有可能影响检查结果的准确性。

（4）在检查前天晚上最好不要吃油腻、辛辣的食物。

（5）乙肝五项检查前是不需要空腹的，不过如果还需要检查肝功能、血脂等项目的话，就另当别论了。

第五节　尿液检查

收集尿液，通过检验科对尿液的分离检查，测定尿液各种成分的量是否超标，判断患者是否因患上各类疾病而导致尿液的改变。

尿蛋白（PRO）	尿葡萄糖（GLU）	尿胆红素（BIL）	尿酮体（KET）
正常情况：阴性。异常情况：增高：见于各种肾炎、肾病、泌尿系统感染、肾结石、全身性疾患及肾脏，药物引起的肾损害等	正常情况：阴性。异常情况：增高：见于糖尿病、甲状腺功能亢进、肾上腺皮质功能亢进、慢性肝脏疾病等	正常情况：阴性。异常情况：阳性：阻塞性黄疸、肝细胞性黄疸、先天性非溶血性黄疸等	正常情况：阴性。异常情况：阳性：糖尿病、饥饿、呕吐、脱水、发热、甲状腺功能减退等

尿胆原 （URO）	尿比重 （SG）	尿酸碱度 （PH）	尿沉渣镜检
正常情况：阴性。 异常情况：增高：肝功能异常、红细胞破坏增加、肠梗阻、长期便秘、急性发热等。 降低：胆管阻塞、急性肝炎、腹泻等	正常情况：1.009～1.035。 异常情况：增高：糖尿病、急性肾炎、腹泻、呕吐等。 降低：尿崩症、饮水过多、肾衰竭晚期、使用利尿剂等	正常情况：4～8 异常情况：增高：呼吸性碱中毒、某些代谢性碱中毒等。 降低：呼吸性酸中毒、代谢性酸中毒、低钾性代谢性碱中毒等	正常情况： 白细胞＜5个/HP； 红细胞＜3个/HP； 上皮细胞0～少量/HP； 管型0/HP或偶见透明管型。 异常情况： 白细胞增多：泌尿系感染、泌尿系结石、泌尿系结核、泌尿系肿瘤等。 红细胞增多：泌尿系结石、肾小管肾炎、泌尿系血管畸形、出血性疾病等。 管型增多： 红细胞管型：肾脏病变急性期等； 白细胞管型：化脓性感染等

Tips

留尿注意事项

尿常规检查前要空腹，不要喝水、不要吃东西、不要吃药。

要送检的尿液标本很重要，以下为正确收集尿标本的方法：

1. 容器必须清洁

一般采用医院提供的容器。

2. 防止采集标本时被污染

女性应避开生理期，以防影响结果，最好能在检查前一天清洁阴部，防止阴道分泌物混入，如果采集时有异物掉入，要重新取样。

3. 留取晨尿

尿常规检查一般留取晨尿检测最为适宜。晨尿是指早晨起床时第 1 次小便，相对较浓，尿中的有形成分要比白天稀释的尿液多，比较容易发现尿液的异常，也可避免饮食、饮水、运动等因素的影响。

4. 取中段尿

一般尿液检查需弃头尾，以避免尿道口炎症、白带等物污染尿液影响检查结果。留尿时避免干扰，如有特殊要求医师会说明。

5. 采尿时间

一般尿常规检查可于任意时间，最好是刚采到的新鲜尿液。做尿细菌培养、尿糖、尿蛋白、尿胆酸或妊娠检查均以清晨第 1 次尿为最佳。

6. 留取的尿液标本应在 1 小时内送检

以免因酸碱度的变化影响尿中的有形成分，如红、白细胞的破坏或皱缩变形；特别是做尿红细胞显微镜检查时，新鲜的尿液标本才符合要求。

7．12 小时、24 小时尿液留取

12 小时尿一般是留晚 7 点~晨 7 点的小便，到晚上 7 点先将小便排尽弃去，然后将晚 7 点后的小便留置在容器内，一直留到次日晨 7 点为止。24 小时尿留取，首先弃去起床时的尿（早晨 7 点），将 7 点以后的尿留置在容器内，一直留到次日晨起床 7 点为止。记录 12 小时或 24 小时尿总量（或秤尿的重量）后，将尿搅匀，留一小瓶（50~100ml）尿样本送检即可。

8．近日服用药物情况

如服用维生素 C 可能会影响检查结果，应向医师说明。

第六节　肿瘤三项

甲胎蛋白（AFP）	癌胚抗原（CEA）	铁蛋白（Fer）
参考值：< 20ng/ml 增高： 原发性肝癌大多 AFP > 400ng/ml，但仍有小部分 AFP 正常。AFP 可早于影像学出现异常，为肝癌的早期诊断提供重要依据。 内胚层癌、畸胎瘤、睾丸癌、卵巢癌、胃癌等伴肝转移者 AFP 也可升高。 妇女妊娠3个月后，AFP 开始升高，一般在 400ng/ml 以下，分娩后 3 周恢复正常	参考值：< 5ng/ml 增高： CEA 升高常见于大肠癌、胰腺癌、胃癌等。其中原发性结肠癌患者 CEA 增高占 45% ~ 80%。部分良性肿瘤及炎症患者 CEA 也有部分升高，但远远低于恶性肿瘤。所以测定 CEA 可以作为良性与恶性肿瘤的鉴别诊断依据	参考值： 5 ~ 223.5ng/ml 不同检测方法有不同的正常值。一般男性约 80 ~ 130μg/L，女性约 35 ~ 55μg/L（35 ~ 55ng/ml）。除肝癌、胰腺癌中度升高外，消化道肿瘤如食管癌、胃癌、直结肠癌均不升高

续表

甲胎蛋白 （AFP）	癌胚抗原 （CEA）	铁蛋白 （Fer）
注意：AFP诊断肝癌的特异性是相对的，在做出诊断时，应谨慎、全面地分析AFP的结果，并结合其他临床资料，从而减少或避免误诊	注意：吸烟、妊娠期和心血管疾病、糖尿病、非特异性结肠炎等疾病，部分患者血清CEA也会升高，所以CEA不是恶性肿瘤的特异性标志，在诊断上只有辅助价值	注意：如有明显（成倍）增高，或数次检测持续升高，应高度重视；假如是癌症术后发现肿瘤标志物持续增高，可能已复发

■ 第七节　甲状腺功能检查

在体检中主要是检测甲状腺激素水平。由于作用机制相对复杂，此处仅提供各项指标的正常范围。具体情况要结合临床表现，由专科医生做出诊断。

一、总三碘甲腺原氨酸（TT$_3$）

1. 正常参考值

0.45 ~ 1.37ng/ml

2. 临床意义

TT_3 是甲状腺激素对各种靶器官作用的主要激素。血清 TT_3 浓度反映甲状腺对周边组织的功能优于反映甲状腺分泌状态。TT_3 是查明早期甲亢、监控复发性甲亢的重要指标，也可用于 T_3 型甲亢的查明和假性甲状腺毒症的诊断。

二、总甲状腺素（TT_4）

1. 正常参考值

$4.5 \sim 12\mu g/dl$。

2. 临床意义

TT_4 是甲状腺分泌的主要产物，也是构成下丘脑－垂体前叶－甲状腺调节系统完整性不可缺少的成分。TT_4 测定可用于甲亢、原发性和继发性甲减的诊断以及 TSH 抑制治疗的监测。

三、游离三碘甲腺原氨酸（FT_3）／游离甲状腺素（FT_4）

1. 正常参考值

FT_3 $1.45 \sim 3.48pg/ml$

FT_4 $0.71 \sim 1.85ng/dl$。

2. 临床意义

FT_3、FT_4 是 T_3、T_4 的生理活性形式，是甲状腺代谢状态的真实反映，FT_3、FT_4 比 T_3、T_4 更灵

敏，更有意义。FT_3、FT_4测定的优点是不受其结合蛋白质浓度和结合特性变化的影响，因此不需要另外测定结合参数。

（1）FT_3含量对鉴别诊断甲状腺功能是否正常、亢进或低下有重要意义，对甲亢的诊断很敏感，是诊断T_3型甲亢的特异性指标。

（2）FT_4测定是临床常规诊断的重要部分，可作为甲状腺抑制治疗的监测手段。当怀疑甲状腺功能紊乱时，FT_4和TSH常常一起测定。

TSH、FT_3和FT_4三项联检，常用以确认甲亢或甲低，以及追踪疗效。

四、促甲状腺激素（TSH）

1. 正常参考值

$0.49 \sim 4.67 \text{mIU/L}$。

2. 临床意义：

TSH检测是查明甲状腺功能的初筛试验。游离甲状腺浓度的微小变化就会带来TSH浓度向反方向的显著调整。因此，TSH是测试甲状腺功能的非常敏感的特异性参数，特别适合于早期检测或排除下丘脑－垂体－甲状腺中枢调节环路的功能紊乱。

分泌TSH的垂体瘤的患者血清TSH升高，TSH是甲状腺癌术后或放疗以后采用甲状腺素抑制治疗监测的重要指标。

五、抗甲状腺球蛋白抗体（Anti-TG，TGA）

1. 正常参考值

0～34IU/ml。

2. 临床意义

甲状腺球蛋白（TBG）是一种潜在的自身抗原，当进入血液后可刺激机体产生 TGA。TGA 是甲状腺疾病中首先发现的自身抗体，具有高度种属特异性，是诊断自身免疫甲状腺疾病（AITD）常用指标。

六、抗甲状腺微粒体抗体（Anti-TM，TMA）

1. 正常参考值

0～50IU/ml。

2. 临床意义

TMA 是由自身免疫性甲状腺疾病所引起的自身抗体之一，和 TGA 一样已公认是甲状腺自身免疫过程中的重要标志，是最具代表性的抗体，是自身免疫性甲状腺疾病的诊断不可或缺的指标，是除组织学诊断自身免疫性甲状腺疾病的特定手段之一。

在自身免疫性甲状腺炎（即 Graves 病）时，

血清 TGA 和 TMA 显著高于正常人及其他非自身免疫性甲状腺疾病，对鉴别诊断自身免疫性甲状腺炎有重要价值，二者联合应用其诊断符合率可达 98%。

桥本甲状腺炎、原发性甲减及甲亢等免疫性疾病患者血清 TMA 和 TGA 显著高于正常人，尤其桥本甲状腺炎更为突出，血清 TMA 和 TGA 是诊断此类疾病的"特异指标"。

七、抗甲状腺过氧化物酶抗体（Anti-TPO，TPOA）

1. 正常参考值

0 ~ 12IU/ml。

2. 临床意义

TPOA 是主要的甲状腺组织自身抗体，是甲状腺激素合成过程的关键酶，与甲状腺组织免疫性损伤密切相关。主要包括甲状腺刺激性抗体（TS-Ab）和甲状腺刺激阻滞性抗体（TSB-Ab）。

TPOA 与自身免疫性甲状腺疾病（AITD）的发生、发展密切相关，可通过细胞介导和抗体依赖的细胞毒作用使甲状腺激素分泌不足造成自身免疫相关的甲减，作为自身免疫性甲状腺疾病的诊断和监测指标，TPOA 比 TMA 具有更好的灵敏度、特异性、更可靠和有意义，已成为诊断甲状腺自身免疫性疾病的首选指标。

TPOA 的主要临床应用：诊断桥本病（HD）和自身免疫性甲亢；毒性弥慢性甲状腺肿（Graves）；监测免疫治疗效果；检测家族甲状腺疾病的发病可能；预测孕妇产后甲状腺功能障碍的发生。

对原发性甲减患者，结合 TSH 升高，可以发现早期甲减患者。对可疑甲减患者，若 TPOA 升高，有助于原发和继发甲减的鉴别。HT 患者，TPOA 终生存在，如临床表现典型且 TPOA 持续高水平，可作为诊断依据确诊。

产后甲状腺炎，萎缩性甲状腺、部分结节性甲状腺肿患者，TPOA 可为阳性；某些自身免疫性疾病如类风湿疾病、系统性红斑狼疮可见 TPOA 升高。

八、甲状腺球蛋白（TBG）

1. 正常参考值

$5 \sim 40\mu g/L$。

2. 临床意义

从临床实用方面来看，TBG 检测除可用于高分化甲状腺癌术后复发与否的追踪观察外，还可作为一种简易手段来鉴别颈部包块是否是甲状腺引起或源于甲状腺的肿瘤转移。

目前临床上检测 TBG 主要用于对分化性甲状腺癌术后随访。检测 TBG 对腺叶切除术后随访，预测复发有重要价值，是治疗监测的一个良好观察指标。

九、降钙素（CT）

1. 正常参考值

0～100ng/L。

2. 临床意义

CT 是由甲状腺滤泡细胞 C 细胞合成、分泌的一种单链多肽激素，又称甲状腺降钙素。甲状腺髓样癌患者的 CT 一定会升高，因为降钙素的半衰期较短，所以降钙素可作为甲状腺肿瘤的诊断、观察临床疗效、提示有无肿瘤残余或复发的重要标志物。

CT 还可用于患者家属的检查，作为家族中易感性的监测。

肺癌、乳腺癌、胃肠道癌以及嗜铬细胞瘤患者可因高血钙或异位分泌而使血清 CT 增加，另外，肝癌和肝硬化患者也可出现血清 CT 增高。

十、甲状腺素结合力（T-up，甲状腺摄取试验）

1. 正常参考值

0.66～1.27TBI。

2. 临床意义

测定甲状腺素含量是鉴别甲状腺功能正常与

否的重要手段，大部分甲状腺素与其运载蛋白质结合，结合部分与游离部分处于平衡状态。在很多情况下，尽管游离的甲状腺素在正常范围，但运载蛋白质含量的变化可导致总甲状腺素测定值的改变。因此，只有在 T-up 摄取正常的情况下，测定总甲状腺素才能提供准确的信息。

T-up 摄取测定可了解甲状腺素的结合位点数。由总甲状腺素 T_4 和 TBI（甲状腺素结合指数 =T-up 摄取测定结果）的商得出的游离甲状腺素指数（FT_4I），反映了运载蛋白质含量和甲状腺素含量这两种变化因素。

十一、甲状旁腺素（PTH）

1. 正常参考值

15～65ng/L。

2. 临床意义

PTH 由甲状旁腺合成并分泌入血流中，和降钙素相互作用以维持血钙水平的稳定性，血钙升高抑制 PTH 的分泌，血钙降低则促进 PTH 的分泌。

甲状旁腺功能紊乱可引起 PTH 分泌改变，进而导致血钙水平的升高或降低（高钙血症或低钙血症）。甲状旁腺腺瘤可引起甲状旁腺功能亢进症，进而导致 PTH 分泌上升，因此在甲状旁腺腺瘤切除手术前后测定 PTH 能帮助外科医生了解手术效果。

第八节　血型检查

血型鉴定是根据人体血液中含有的血型抗原来分类的，常见的有 A 型，B 型，O 型及 AB 型，此外还存在 RH 等特殊血型。

父母和子女间血型关系

父母子女血型遗传对照表

父母血型	子女有可能的血型	子女不可能的血型
O + O	O	A、AB、B
O + A	A、O	AB、B
O + B	B、O	A、AB
O + AB	A、B	O、AB
A + A	A、O	AB、B
A + B	A、B、AB、O	
A + AB	AB、B、A	O
B + B	B、O	A、AB
B + AB	B、A、AB	O
AB + AB	AB、A、B	O

第九节　体检中影响检查结果的因素

一、过度空腹

如空腹时间达到 12 小时以上，某些检验会有异常结果，如血清胆红素可能会因空腹时间过长而增加，血糖可因空腹时间过长而减少为低血糖。

空腹标准是：抽血前一天晚上，饭菜宜清淡，不要喝酒；饭后不喝咖啡、浓茶。晚八点以后开始禁食，第二天早晨起来后，不吃早餐，少喝或不喝水，不做早锻炼运动。

二、太晚抽血

体检化验要求早上 8～10 点采空腹血，最迟不宜超过上午 10 点，太晚会因为体内生理性内分泌激素的影响使检测值失真。

三、情绪波动

紧张、情绪激动可影响神经-内分泌功能，

致使血清非酯化脂肪酸、乳酸、血糖等升高。体检前要控制情绪，化验前保持心情稳定，不要来回走动，不吃冷饮或吸烟等。

三、剧烈运动

运动会引起血液、体液成分的改变，即使是轻度的活动也会引起生理性血糖升高，内分泌激素水平含量改变，影响结果。所以体检前两天不要做剧烈运动。

四、油腻饮食

查血脂要求空腹 12 小时后进行，一般晚餐后，除饮水外，不要进食其他食物。受检者不要突然改变饮食习惯，也不易在检查前暴饮暴食，须在受检前 3 天内少吃或不吃高脂食品，不要饮酒。

五、生理期

女性生理期前后不宜进行妇科检查、血常规检查、肝功能检查等。乳腺红外线检查也最好选择在生理结束后 1 周。

六、盲目停药

采血要空腹，但对慢性患者服药应区别对待。如有些高血压患者每天清晨服降压药，贸然停药或推迟服药会引起血压骤升，发生危险。所以高血压患者应照常服完降压药后，再接受体检。

PART. 3

影像检查

Imaging Examination

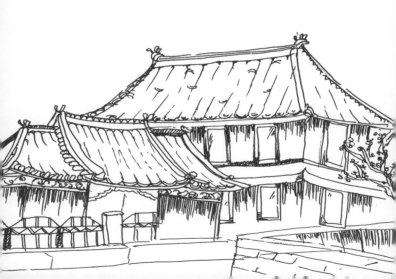

■ 第一节　超声检查

通过超声检查可获得人体内脏器官较清晰的各切面图形，适用于肝、胆、肾、膀胱、子宫、卵巢等多种脏器疾病的诊断。

一、超声检查常见问题

1. 超声检查是万能的吗

很多体检客人认为我做了超声检查就安全了，其实不然，受病变性质，仪器敏感度等影响，超声也会有遗漏（多见于乳腺、肾脏、肝、特殊部位等），超声只是一种辅助检查手段，正确诊断需要多种检查结果结合分析。例如乳腺疾病，常需彩超，钼靶，外科触诊等结果结合起来考虑。超声检查时应与医生沟通，互相信任，互相配合，尽力做好疾病的影像筛查。

2. "体检超声检查"，请与医生多沟通

健康体检超声与门诊"看病超声"不同，"看病超声"申请单上已经标明"怀疑疾病问题""什么部位病变""需要重点关注什么"等，"体检超声"是健康人筛查，超声部位最少要包括"肝、胆、胰、脾、双肾"，男士"前列腺 B 超"，女士

"子宫双附件B超"等多个部位，每一个部位有什么情况都需要医生一个界面一个界面去看，好像大海捞针一样，医生一上午要做几十个这样的超声，加之仪器敏感度，检查方法盲区等，有时会造成遗漏，影响您的体检结果，为避免此类问题的发生，就需要您与超声医生多沟通，我们来查体，目的是了解身体情况，不是来考试医生的，体检过程中，医生参考既往体检情况是正常流程，您之前查体"有什么地方病变""现在哪不舒服"都可以告诉医生，这样医生才会更细致准确地描述病变，发现病情变化。

二、超声检查注意事项

1. 空腹超声检查包括肝、胆、胰、脾、肾等腹部器官，进食会造成胃肠道干扰、胆囊收缩等。要求查体前一天晚上12点后不吃不喝，空腹检查。降压药可以晨起少量一两口水送下，其他药暂不服用。

2. 甲状腺和颈动脉超声检查，需要颈部后仰，对于患有颈椎病、眩晕症等体检者，请事先说明，量力、缓慢行动。

3. 男士前列腺超声检查需要"有尿"，但不用"憋得太厉害"。残余尿检测需要排尿后再次检查。

4. 男士膀胱超声检查需要"憋尿"。

5．女士乳腺超声，请结合钼靶、外科触诊等结果，综合分析。

6．女士经腹妇科（子宫、附件）超声，需要"憋尿"，而且需要"憋得厉害"。

7．女士经阴道妇科（子宫、附件）超声，不需要憋尿，有时检查前医生还会要求排空尿液。

8．女士经阴道妇科（子宫、附件）超声，原则上是针对有性生活的女士应用，未婚者欲行阴式超声，检查前必须自己要求并签字同意，超声大夫视情况斟酌进行。

9．健康体检超声，用于了解身体状况，筛查常见病。不能完全替代"看病"、"术前"、"术后复查"超声。

10．检查心脏时，应休息片刻后脱鞋平卧于检查床上，解开上衣纽扣，暴露胸部，让医生检查。

11．探测易受消化道气体干扰的深部器官时，需空腹检查或作严格的肠道准备。如腹腔的肝、胆、胰的探测前 3 日最好禁食牛奶、豆制品、糖类等易于发酵产气食物，检查前 1 天晚吃清淡饮食，当天需空腹禁食、禁水。

12．患者如同时要做胃肠、胆道 X 线造影时，超声波检查应在 X 线造影前进行，或在上述造影 3 天后进行。

13．如检查盆腔的子宫及其附件、膀胱、前列腺等脏器时，检查前需保留膀胱尿液，可在检查前 2 小时喝凉白开 1000ml 左右，检查前 2 ~ 4 小时不要小便。

第二节　甲状腺彩超报告

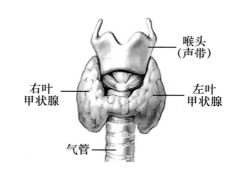

喉头
（声带）

右叶
甲状腺

左叶
甲状腺

气管

一、甲状腺的位置和形态

甲状腺的正常形状呈「H」型，两边的竖线「Ⅰ」是甲状腺的左叶和右叶，中间的小横线「-」是甲状腺的「峡部」。

左右叶的大小用高度 × 宽度 × 厚度记录，对应的正常值为（45 ~ 60）mm ×（15 ~ 25）mm ×（15 ~ 20）mm；峡部用厚度来记录，正常值 2 ~ 6mm。

另外，甲状腺外面还有一层包膜，就像甲状腺的外衣。正常情况下，包膜应该是完整、清晰的。如果包膜的边界模糊，提示可能出现问题。

二、甲状腺彩超一般包括三部分内容

图像	描述	结论
主要是供超声医生参考的	通常含有很多重要信息	超声医生根据图像和描述得出的初步结论。这个结论并不能作为最后的诊断，还需要临床医生结合就诊者的具体情况才能做出诊断

三、五步读懂甲状腺彩超报告

第 1 步：确定位置是否正常。

第 2 步：关注形态和大小。

第 3 步：仔细扫查「实质」部分。

1. 回声是否均匀。

2. 回声强度是否有增高或减低。

3. 是否有甲状腺结节。

注意观察结节的数量（单个或多个）、大小、形态（椭圆形、类圆形、不规则形）、边界（结节与周围正常甲状腺组织的分界，清晰或模糊）、边缘是否光滑完整等。实性结节指结节内部全部为固体物质，囊性结节内部可为液体或中空，囊实性结节为囊性和实性的混合体。

如果看到甲状腺实质回声是均匀的，但有一个囊性结节，考虑是良性的，如果报告中有边界模糊不清、血流丰富，特别是纵横比大于 1 要及时就诊。

第 4 步：探测血流。

注意有无血流信号，一般恶性结节内部可见血流信号增多。

第 5 步：给结节评分。

结节评分越高，越有可能是恶性的。

四、其他常见的甲状腺疾病

1. 甲状腺功能亢进

甲状腺功能亢进，简称"甲亢"，是指甲状腺合成和分泌甲状腺激素增加导致血液中甲状腺素增多，引起神经、循环、消化等系统兴奋性增高和代谢亢进的临床综合征。

主要表现有：心慌、怕热、多汗、易激动、焦虑不安、食欲好、消瘦、排便次数增多等。血液检测表现为 T_3、T_4 升高，TSH 降低。

（1）甲亢的原因

1）原发性甲亢，如 Graves 病，最常见，占所有甲亢的 85% 左右。

2）继发性甲亢，如结节性甲状腺肿伴甲亢。

3）甲状腺高功能腺瘤。

（2）治疗方法

1）抗甲状腺药物治疗。

2）^{131}I 治疗。

3）外科手术治疗，不同的方法有各自的适

应证。

2．甲状腺功能减退

甲状腺功能减退，简称"甲减"。是指甲状腺激素合成和分泌减少引起血液中甲状腺素减少或组织利用不足导致全身代谢减低的临床综合征。

主要表现有：怕冷、少言、淡漠、乏力、便秘、腹胀、水肿、皮肤干燥、记忆力差、食欲不佳等。血液检测表现为 T_3、T_4 降低，TSH 升高。

（1）甲减的原因

1）原发性甲减，占 95%，原因有甲状腺自身免疫炎症、甲状腺手术、甲状腺 ^{131}I 治疗等。

2）中枢性甲减：下丘脑、垂体病变，常见诱因有垂体腺瘤、颅咽管瘤、产后大出血。

3）甲状腺激素抵抗综合征。

（2）治疗方法

目前甲减的治疗就是补充左旋甲状腺素（$L-T_4$）。以临床甲减症状和体征消失，TSH、TT_4（总 T_4）、FT_4（游离 T_4）维持在正常范围为目标。

3．桥本甲状腺炎

"桥本甲状腺炎"又称"慢性淋巴细胞性甲状腺炎"，是自身免疫性甲状腺炎的一种类型。患者血清中出现针对甲状腺组织的特异性抗体（甲状腺球蛋白抗体 TG-Ab 和甲状腺过氧化物酶抗体 TPO-Ab），甲状腺组织中有大量淋巴细胞和浆细胞浸润，导致炎症发生。这种慢性炎症会造成甲状腺组织逐步损伤，最终甲状腺素合成能力下降，出现甲状腺功能减退。

（1）诊断方法：该病起病隐匿，进展缓慢，早期临床表现常不明显或不典型。若检查发现有甲状腺弥漫性肿大，质地较韧，特别是有峡部锥状叶肿大，则有可能是桥本甲状腺炎。若验血检查显示血清 TPO-Ab、TG-Ab 明显升高，则诊断成立。另外，甲状腺细针穿刺检查也有确诊价值。

（2）治疗方法：目前尚无针对病因的治疗方法，提倡低碘饮食。

1）患者若甲状腺功能正常，那么每半年到一年需要随访一次。随访主要检测甲状腺功能（即验血查 T_3、T_4、TSH 指标），必要时做 B 超检查（因桥本甲状腺病常伴有结节，有时并存其他疾病，所以要通过 B 超检查了解结节的变化情况）。

2）如有甲减和亚临床甲减，可用左旋甲状腺素替代治疗。

3）桥本甲状腺病伴甲亢一般需要抗甲状腺药物治疗，由于症状常较轻，甲亢较易控制，治疗中易发生甲减。

以上是甲状腺疾病的一般表现，切忌对号入座。如果发现异常情况建议及时就医，以免耽误病情。

五、检查报告中的其他常见问题

甲状腺弥漫性病变	B超检查报告常有"甲状腺弥漫性病变"的描述，顾名思义也就是整个或大部分甲状腺有病变累及，最常见是甲状腺炎症，其次是结节性甲状腺肿。
甲状腺结节伴钙化	钙化是钙盐在甲状腺组织中的沉积。恶性病变和良性病变中的钙化各有各自特点，可通过钙化的特点来帮助判断病变的良、恶性，但恶性病变也可以没有钙化。甲状腺癌钙化的主要特点是簇状细沙样钙化。所以既不能说有钙化就是恶性，也不能说没有钙化就是良性。
甲状腺萎缩	萎缩性甲状腺炎也属于自身免疫性甲状腺炎的一种类型，除体格检查和B超检查甲状腺无肿大或萎缩外，血清TPO-Ab、TG-Ab明显升高，即可诊断。

研究发现在富碘环境下，甲状腺多种疾病并存明显增多，如何处理还要综合分析并结合各种甲状腺疾病情况，提出处理措施。

第三节　心　电　图

　　心电图（ECG或者EKG）是临床最常用的检查之一，是冠心病诊断中最早、最常用和最基本的诊断方法。

一、心电图检查应用范围如下

1. 记录人体正常心脏的电活动。

2．帮助诊断心律失常。

3．帮助诊断心肌缺血、心肌梗死、判断心肌梗死的部位。

4．诊断心脏扩大、肥厚。

5．判断药物或电解质情况对心脏的影响。

6．判断人工心脏起搏状况。

二、术语解读

1．心律失常

是心血管疾病中重要的一组疾病。它可单独发病亦可与心血管病伴发。可突然发作而致猝死，亦可持续累及心脏而致其衰竭。

2．窦性心律

在人体右心房上有一个特殊的小结节，由特殊的细胞构成，叫窦房结。窦房结每发生1次冲动，心脏就跳动1次，在医学上称为"窦性心律"，是唯一正常的心律，其他的比如房性的、交界性的都是不正常的。

3．左心室高电压

代表心室除极时间延长，主要是由于心室壁增厚导致，临床上以高血压、冠心病患者多见，体质偏瘦胸壁薄的人也可以出现。

4．不完全性右束支传导阻滞

可见于无心脏病的健康人。完全性右束支传导阻滞者也不一定有广泛的心肌损害，如不伴有其他器质性心脏病，常无重要意义。

5. ST 段改变

可见于心肌缺血、心肌损伤、急性心梗、急性渗出性心包炎、变异性心绞痛等。

6. T 波改变

轻度升高一般无重要意义，如显著抬高则可能为心梗超急性期、高血钾；低平 / 倒置可能为心肌损伤、心肌缺血、低血钾等；T 波明显倒置且两支对称，顶端居中（冠状 T 波）有可能急性心梗、慢性冠状动脉供血不足、左室肥大。

7. HR

即心率，心脏每分钟跳动的次数，正常心率60 ~ 100 次 / 分。

8. 窦性心律不齐

指心律随呼吸出现周期变动，吸气时心率增快，呼气时心率减慢，屏气或活动后心律不齐现象常消失。窦性心律不齐一般无重要临床意义，出现窦性心律不齐的人不必因此而顾虑重重。

9. 期前收缩（早搏）

指在心电图中的两个大波之间出现了其他较大的波，干扰了正常的波间距，波间规律被破坏。引起期前收缩的原因很多，如情绪激动、饱餐、过于劳累、吸烟饮酒等，患各种心脏病时也常出现期前收缩，如果是频发室性期前收缩而且有二联率、三联率等情况就要考虑就医。

三、注意事项

检查前应安静休息 5 分钟左右，不能在跑步、饱餐、冷饮或吸烟后进行检查，这些因素都可以导致心电图异常，从而影响对疾病的判断。做饱餐试验及双倍二级梯运动试验检查前，当日还应禁食。

第四节　X 线透视

X 线透视是指患者置于 X 线管与荧光屏之间的直接检查。常做的 X 线检查有胸部 X 线和消化道造影。

胸部 X 线：主要检查肺部、心脏、主动脉、纵隔以及胸腔内骨骼等疾病。

消化道造影：检查胃、食管、小肠、结肠等黏膜的构造、形状及蠕动的情况，还可以发现息肉、溃疡及消化道的肿瘤等疾病。

一、注意事项

1. 普通体检进行的 X 线照射，成年人每年不超过一次。中老年人的防癌检查，每年最好也应控制在一次以内。

2. 青少年 X 线检查可能影响生长发育，如果直接照射下腹部和性腺容易造成成年后不孕不育，小儿骨髓受照射后患白血病的危险性要比成人大，因此青少年体检时不需把X线检查列为常规检查。

3. 女性孕期X线照射可能引起胎儿畸形、新生儿智力低下、造血系统和神经系统缺陷，因此孕期尽量不要做X线检查，因检查疾病原因而必需要做的，整个孕期最好不要超过2次。

4. 如治疗诊断要求必须做X线检查，应穿戴铅保护用品。对非受照部位，特别是性腺、甲状腺等对X线反应敏感的部位在接受检查时可主动向医生提出穿戴防护设备，进行防护。

5. 检查时，受检者必须去除胸部一切可以造成阴影的物品，如带钢托的内衣、贴敷的药膏、胶布、项链、胸部口袋内的物品，妇女的头发应盘高。

6. X线机处于工作状态时，放射室门上的警告指示灯会亮，此时候诊者一律在防护门外等候，不要在检查室内等候拍片。患者没有特别需要陪护的情况下，家属不要进入检查室内陪同，以减少不必要的辐射。

■ 第五节　骨密度检查

骨密度是骨质量的一个重要标志，反映骨质疏松程度，预测骨折危险性的重要依据。

一、以下人群可考虑做骨密度测定

1. 女性 65 岁以上和男性 70 岁以上，无其他骨质疏松危险因素者。

2. 女性 65 岁以下和男性 70 岁以下，有 1 个以上危险因素者（绝经后、吸烟、过度饮酒或咖啡、体力活动缺乏、饮食中钙和维生素 D 缺乏）。

3. 有脆性骨折史或脆性骨折家族病史者。

4. 各种原因引起的性激素水平低下者。

5. 双层 X 线骨密度仪（DXA）显示骨质疏松改变者。

6. 接受骨质疏松治疗需要进行疗效监测者。

7. 有影响骨矿代谢的疾病（肾功能不全、糖尿病、慢性肝病、甲状旁腺亢进等）或服用可能影响骨矿代谢的药物（如糖皮质激素、抗癫痫药物、肝素等）者。

8. 孕妇在孕期 3、6 个月各测骨密度一次，以便及时补钙。

9. 一般情况下，使用激素的患者，每隔半年做一次骨密度检查就可以了。如果要看骨质疏松症的治疗效果如何，每隔一年检查一次就可以了。

二、指标分析

骨密度全称是骨骼矿物质密度，是骨骼强度

的一个重要指标，以 g/cm^2 表示，是一个绝对值。在临床使用骨密度值时由于不同的骨密度检测仪的绝对值不同，通常使用 T 值判断骨密度是否正常。T 值是一个相对值，正常参考值为 T > –1。–2.5 < T ≤ –1 时为骨量减少，T 值 ≤ –2.5 时为骨质疏松。

Tips

- 年轻时的生活习惯决定今后的骨密度如何，因此，应该从年轻的时候开始预防骨质疏松。要摄入足够的钙，如喝牛奶和骨头汤，适量补充钙片等。
- 饮食合理搭配，不要经常喝碳酸饮料。
- 多运动，每次 30 ~ 40 分钟，每周 3 ~ 5 次就有助于维持骨密度。

PART. 4

报告解读查体
的重中之重

Interpretation of the
most important part
of physical examination

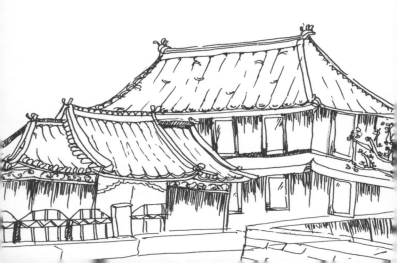

第一节　异常检查结果

增生	大多不会癌变

增生可以理解为过度生长，良性的增生大多数不致命

结节	突然变化要警惕

结节符合两种情况需要定期检查：一是身上的结节如在短期内大小、形状、颜色有较大的变化，或突然破溃；二是有癌症家族史的人出现结节

包块	不痛的更危险

不痛不痒、没有症状的包块才更危险，中老年人体检时发现包块，尤其要引起高度重视，及时治疗

囊肿	九成不会恶变

体检报告中最常见的是肝囊肿，它也是较常见的肝良性疾病。大部分患者的肝囊肿均较小，不用担心，但肝囊肿需要定期随访，每年做 1～3 次 B 超

息肉	小个通常没事

通常体积较小、带蒂的炎性息肉，不会发生癌变，定期复查即可。一旦直径超过 2cm，及时切除则是防止其癌变的最有效定期复查，如发现生长过快，及时切除

第二节 体检后报告中的异常问题需重视

一、体检显示甲状腺结节，该如何对待

甲状腺结节在临床非常常见，人群中约 40%～50% 有甲状腺结节。甲状腺结节有良、恶性之分。临床发现的甲状腺结节中约 5% 左右为恶性，高分辨率的甲状腺 B 超检查是评估甲状腺结节的首选方法。从 B 超的描述上来看，能做出一定的良、恶性倾向的判断。对于 B 超评估恶性风险较低的结节，可以观察；对于恶性风险较高的结节，后续可能需要做核素显像，细针穿刺等相关检查；对于恶性风险很高的结节，可直接选择手术切除。

二、十男九痔，我们该如何预防和减轻症状

饮食上少食辛辣食物，少饮酒，多食高纤维食物，如蔬菜，水果等。培养定时排便习惯，保持大便通畅，规律，可适当坐浴。如有便血，疼痛等情况发生，需到基本外科或肛肠专科医院就诊。

三、体检发现乳腺肿块，该如何应对

体检中发现的肿块，总检师会结合专科查体和乳腺相关检查来提出相应建议，通常当乳腺肿块具有如下特点：单发、边界不清、活动度差、质地较硬、原有的乳腺结节短期内增大或伴有疼痛，腋窝淋巴结肿大，以及任何辅助检查发现可疑病灶均需要专科就诊，进一步检查。

四、健康的生活方式有哪些

健康生活方式包括：科学膳食（低盐、低糖、低脂、高蛋白、丰富的维生素和纤维素）、适量运动、规律作息、戒烟限酒、心态平衡、合理用药、定期体检等。

五、如何持久有效的控制体重

自觉的长期坚持饮食控制和体育锻炼是持久有效控制体重的关键。限制饮食总热量：限制脂肪、甜食糕点、啤酒等高热量食物，使每日摄入总热量低于消耗量；细嚼慢咽，吃八成饱。再配合科学的运动方式，长期坚持必定会迎来美好身材。

六、脂肪肝需要治疗吗

健康的生活方式是对脂肪肝最好的治疗，要

做到科学饮食、严格戒酒、加强锻炼。饮食结构应强调高蛋白质、高维生素与低糖、低脂肪；少吃或不吃动物内脏、鸡皮、肥肉及鱼籽、蟹黄，减少脂肪的吸收量；运动以中等强度的有氧运动最合适，包括中速步行、慢跑、骑自行车、游泳、跳舞、打羽毛球等。

目前还没有专门针对脂肪肝的药物。但脂肪肝患者如果合并高血脂，可用些降脂药。如果出现肝功能异常，可以用保肝药。

七、高尿酸血症者的饮食指导

体内 20% 的血尿酸来源于食物，控制饮食可在一定程度上起到降低血尿酸和预防痛风急性发作的作用。尽量避免食用如动物内脏、海鲜、肉汤等高嘌呤食物；肉类、豆类和豆制品等也含一定量嘌呤，宜少食；多吃低嘌呤食物如新鲜蔬菜、水果；牛奶、鸡蛋、精肉等属优质蛋白，也要适量补充。因饮酒会使尿酸生成增加，故应严格戒酒。

八、糖尿病患者的运动原则

1. 最好坚持每天运动，每次大约 20~40 分钟，餐后 30 分钟~1 小时后运动为宜。

2. 建议选择强度低，有节奏的有氧运动，简单易坚持，如步行、慢跑、骑车、太极拳、健身操等。

3．运动时需穿适当的鞋袜和其他保护物，绝对不要赤脚运动。

4．血糖控制不良、合并感染、心功能不全、患有严重糖尿病并发症等情况时不宜运动。

5．使用胰岛素或口服降血糖药物后，不可马上运动。

第三节　ALT、AST 的解读

ALT（谷丙转氨酶）、AST（谷草转氨酶）升高常见于以下情况：

1．病毒性肝炎以及其引起的肝纤维化 / 肝硬化。

2．酒精性肝病。

3．自身免疫性肝病。

4．血液系统疾病，特别是溶血性疾病以及传染性单核细胞增多症。

5．药物性肝损伤。

6．过度劳累、剧烈运动、肌损伤及肌劳损。

7．阻塞性黄疸、胆囊炎、胆管炎和胆石症。

8．暴饮暴食或突然饮食习惯的改变。

9．脂肪肝。

10．代谢综合征（metabolic syndrome，MS）。

11. 取血或标本运输原因导致的溶血。

12. 胃炎和肠炎。

Tips

注意：ALT、AST 升高，请结合超声检查、临床症状由专科医生来鉴别诊断。

第四节　需要警惕的镜检指征

结肠镜检查

通过结肠镜顺利地、清晰地观察肛管、直肠、乙状结肠、结肠、回盲部黏膜状态，而且可以进行活体的病理学和细胞学检查的过程称结肠镜检查。

出现下列情况时，医生会建议您做结肠镜检查：

1. 腹泻、黏液脓血便、中下腹痛、便血、大便习惯改变、大便性状改变、顽固性便秘、下腹部包块或不明原因的消瘦等，特别是在以上慢性症状出现加重或既往药物疗效不佳的情况。

2. 不能确定为痔疮或肛裂出血的急性便血。

3. 近期出现肠梗阻，特别是结直肠梗阻，经保守治疗肠梗阻缓解后。

4. 常规查体中发现部分化验检查异常。

5. 粪便潜血阳性、不明原因的血清癌胚抗原升高等。

6. 因疾病就诊过程中出现结肠、直肠或末段回肠异常的检查结果，CT、消化道造影、磁共振、PET/CT等检查出现结肠、直肠或末段回肠异常。

7. 结肠癌家族史。

8. 如您有结肠癌且年龄在40岁以上，未定期做结肠镜检查。

9. 已确诊结直肠或末段回肠疾病，需要定期随访，医生会根据既往疾病情况及您的现状建议定期做结肠镜检查。

10. 其他一些少见情况。如果您有明显的口周色素沉着，医生会建议您行结肠镜检查了解有无肠道息肉。

第五节　需要警惕的胃镜检查指征

一、胃镜检查

通过胃镜顺利地、清晰地观察食管、胃、十二指肠球部甚至降部的黏膜状态，而且可以进行活体的病理学和细胞学检查的过程称胃镜检查，属于有创检查。出现下列情况时，医生会建议您做胃镜检查：

1. 慢性症状

反酸、胃灼热、吞咽困难、胸骨后疼痛、胸骨后哽噎感、上腹痛、上腹部不适、嗳气、呃逆、腹胀、恶心、黑便或不明原因消瘦等，医生会建议您行择期胃镜检查，特别是在以上慢性症状出现加重或既往药物疗效不佳的情况下。

2. 急性症状

呕血、便血、胸骨后疼痛（此前有异物吞入史）等，医生会建议完善必要检查后行急诊胃镜检查。如您有明确尖锐、较大的异物误吞入食管，特别是出现了腹痛、吞咽痛、胸骨后痛、发热等不适时，请及时就医。

3. 常规查体中发现部分化验检查异常

若您的粪便潜血阳性、不明原因的血清癌胚抗原升高等。

疾病就诊过程中出现食管、胃或十二指肠异常的检查结果，CT、上消化道造影、磁共振、PET/CT 等检查出现食管、胃或十二指肠异常，医生会建议您做胃镜检查。

4. 胃癌家族史

如您的年龄在 30 岁以上，医生会建议您定期做胃镜检查。

　　既往有食管、胃、十二指肠疾病史，医生会根据既往疾病情况及您的现状给出是否需要行胃镜检查的建议。

　　5. 其他一些少见的情况。明显的口周色素沉着、肝硬化合并腹水／脾大等疾病，医生会建议您做胃镜检查，了解有无胃肠息肉、食管胃底静脉曲张等病变。

PART. 5

守护健康

Protect Health

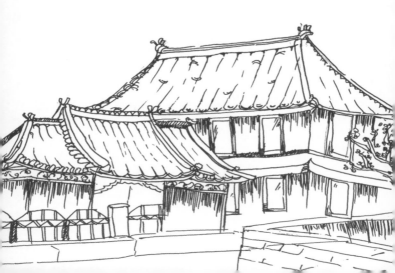

第一节 高 血 压

一、何谓高血压

高血压是血压超过正常范围，也就是收缩压 ≥ 140mmHg 和（或）舒张压 ≥ 90mmHg。

1. 血压是什么？

血压是血流行经血管壁引起的一种压力。

2. 收缩压是什么？

心脏收缩时，血管内压力较高，此时所测得的血压为收缩压。

3. 舒张压是什么？

心脏舒张时，血管内压力较低，此时所测得的血压为舒张压。

4. 正常血压的范围是什么？

收缩压 < 120mmHg，舒张压 < 80mmHg。

5. 何为边际血压？

收缩压在 120 ~ 140mmHg，舒张压在 80mmHg 以下称为边际血压。

二、影响血压因素

在 90% 的案例中高血压的起因是不明确的，

在其余 10% 的案例中高血压的起因有可能与健康状况有关，如心脏病、糖尿病等。对大多数人来说血压会受到以下方面的影响：

年龄	老年人高于年轻人及小孩
性别	45 岁以前男多于女，45 岁以后女多于男
姿势	躺着高于坐着，坐着高于站着
运动	运动时会上升
情绪	紧张，发怒或焦虑时会上升
盐	盐多会使血压上升
烟酒	会刺激使血压上升
肥胖	过度肥胖会使血压上升
浓茶或咖啡	刺激交感神经兴奋使血压上升
气温	气温变化快速使血压上升，所以应避免突然进入冷气的环境中
遗传	家族中父母有高血压，子女患高血压比例会较高

三、高血压会造成什么后果

对脑部的影响	引起脑部血管硬化，容易使血管破裂或阻塞，造成中风。我国中风患者约 75% 患有高血压
对心脏的影响	引起心室肥厚、心衰、严重者因冠状动脉栓塞而猝死
对肾脏的影响	引起肾脏动脉硬化、肾脏组织逐渐被破坏，肾功能不全而致尿毒症

Tips

如何避免体检时测得的血压偏高

- 白大衣恐惧症：体检者中（尤其是青年男性）往往测血压偏高，回家监测血压都正常，这往往是人的心理在作怪，遇到这种情况需体检者放松心情，先去检查眼科，耳鼻喉等科室检查，再回来测血压。
- 不要在抽血后马上测血压，因为抽血时疼痛会引起紧张，导致血压升高。
- 不要一进门，气喘吁吁的测量血压，这时测量血压很可能会偏高。
- 量血压前不要吸烟。

Tips

一次体检时测血压升高能确定高血压吗

- 高血压是指非同日测量血压 2 次的平均值收缩压 ≥ 130mmHg 或舒张压 ≥ 80mmHg，可以确诊。
- 体检中的血压升高可以与休息欠佳，紧张，抽血后疼痛等有关，可以坚持测血压以明确诊断。

第二节　低　血　压

我们都知道高血压的危害很大，其实低血压

同样危险。如果收缩压低于 90mmHg 或舒张压低于 60mmHg，有时候也会有问题。低血压可能会让人头晕、视线模糊、无力甚至昏厥等。

一、生理性低血压

会出现在部分健康人群中，既没有任何症状，人体各系统器官也没有缺血、缺氧的异常，亦或有家族遗传倾向但并无大碍。

没有症状的低血压并不需要治疗。

二、低血压会导致动脉硬化吗

动脉硬化与高血压伴发非常常见，但低血压情况也是有的，一些血管狭窄的患者就是低血压。

三、为什么会得低血压

1. 血容量不足，如失血或腹泻、呕吐造成的脱水。

2. 心脏泵血功能不足，如心率过缓或心力衰竭。

3. 服用某些药物，如利尿剂等。

4. 某些急重症，如败血症、过敏性休克，以及一些神经系统和内分泌系统的异常也可能引起低血压。

四、如何判断低血压的病因

首先医生会根据你的病史做出评估，必要时还需要一些辅助检查：通过血液检验了解有无贫血或电解质紊乱；通过心电图了解心脏电活动；通过直立倾斜试验了解是否有血管迷走性晕厥等。

五、低血压临床表现

直立性低血压是突然站起来时出现的血压骤降。重力导致血液积聚在双腿，这时代偿机制会加快心率、收缩血管，保证血液供应到大脑。这个代偿机制在有直立性低血压的人群中发挥的并不尽如人意，所以难以保证血压平稳，头晕的症状也就随之出现了。

餐后低血压的原理类似，大量进食后，血液流向消化道，上述加快心率、收缩血管的代偿机制如若失败，就会出现低血压。所以不推荐餐后测量血压。

神经介导性低血压是在久站后血液积聚在腿部，左心室的神经传给大脑的信号不是血压过低，反而是过高，于是大脑发出指令减慢心率，血压就进一步降低了。

Tips

如何预防低血压

- 多喝水，保证血容量充足，这一点在热天尤为重要。
- 在姿势变换时动作缓慢一点，给身体适应的时间。
- 不要一餐吃得太多，酒也要少喝，因为酒精代谢是要消耗水分的。

第三节　窦性心律

我们正常人的心律就是窦性心律！所以当你看到你的体检报告中"窦性心律"时放轻松。

一、窦性心动过速、窦性心动过缓、窦性心律不齐

正常的人体心率是 60～100 次 / 分，高于 100 次就是我们常说的窦性心动过速；低于 60 次就是我们常见的窦性心动过缓；如果心跳的节律不完全相同，就是我们常见的窦性心律不齐了。

1. 窦性心动过速

大部分由于我们在体检的时候过度紧张，或者刚刚活动后还没有平静，我们的心率偏高，其

实不要特别担心，一般情况下不伴有不适的窦速不要太大惊小怪，可以在平静后再次测量。

2. 窦性心动过缓

当发生窦性心动过缓时成人心率在 40 ~ 50 次 / 分期间，出现胸闷、乏力、头晕等症状，甚至心率低至 35 ~ 40 次 / 分时，出现心、脑供血不足的症状时，及时就医还是非常必要的。

3. 窦性心律不齐

首先窦性心律不齐本身就是一种正常的生理现象，不是病。儿童、青少年最常见，很多时候，这种心律不齐的现象是我们的呼吸导致的。

二、早搏

早搏的医学解释很复杂，但是按字面上讲很简单，就是提早地搏动，是最常见的心律失常。

早搏没有那么可怕，大部分早搏都并非由疾病所致。情绪紧张、激动、焦虑，过多吸烟、喝酒，熬夜，便秘，过度疲劳是我们常见的原因。

如果你非常担心，去医院就诊的话，相信我，大部分医生都会劝你回去好好休息！如果确实早搏频发，并且伴有不适，我们可以去做 24 小时动态心电图来记录心脏跳动的情况，评估早搏严重程度，从而进行适当的治疗。

三、左心室高电压

这是出现在体检报告中相当常见的一个让大家忧心的字眼。经常运动或者长期从事重体力劳动的人都有可能有左心室高电压。我们可以理解成运动型的肌肉增厚。

但是如果您有高血压病史，并且出现了有明显的心肌缺血等其他伴随的心电图异常就要注意了，不能排除心肌肥厚的可能，而且可能已经伴有心肌劳损的表现了，密切关注您的血压变化，如有不适，及时就医是您最好的选择。

四、ST-T 改变

这并不代表"心脏病"。很多人一听到这个结果，一定第一时间关联了"冠心病"这一词汇。其实很多健康人中也会出现 ST-T 改变的。

正常人中 ST 段异常的约占 10%～30%，T 波异常的约占 15%～20%。如果你体检前熬夜、喝酒都有可能会出现类似的情况，休息好了，大部分人都能恢复正常。

女性，尤以中青年女性甚为常见。如果单纯的 ST 段、T 段异常，不伴有任何明显不舒服的表现大可不必担心。听取医生的建议，不要有心理负担，如果还是不放心，可以去心内科复查。

第四节　糖　尿　病

糖尿病是种慢性的代谢异常疾病，在人体的后腹部有一个器官叫胰腺，他分泌一种激素称为胰岛素。当胰腺功能不良导致胰岛素分泌不足，或胰岛素作用不良而对糖类的利用能力减低，甚至完全无法利用而造成血糖升高，称为糖尿病。糖尿病可导致多种并发症，严重并发症可致残甚至致死。糖尿病典型的症状为"三多一少"，即多饮、多食、多尿，和体重减轻。

一、糖尿病的诊断标准

任意血糖值≥11.1mmol/L（200mg/dl），为典型糖尿病症状
空腹血糖≥7.0mmol/L（126mg/dl）
空腹血糖值＜7.0mmol/L（126mg/dl），但是以75g口服葡萄糖耐量试验，第2小时及2小时内的其中之一次血糖值均≥11.1mmol/（200mg/dl）

二、糖尿病的慢性并发症

1. 眼睛视力障碍
如视网膜病变、白内障、青光眼等。

2．肾脏病变

蛋白尿、肾衰竭。

3．神经病变

疼痛、麻木感、感觉异常、肌肉萎缩。

4．足部病变

溃疡、感染、坏疽。

5．无痛性心肌梗死

三、糖尿病的治疗

1．教育

学习控制血糖，预防并发症，并享有良好生活品质。

2．营养

各类食物均衡摄取，定时定量，多选低热量食物。

3．健康生活型态

避免压力、保持良好乐观情绪、少喝酒、戒烟。

4．胰岛素或口服降血糖药。

5．适量运动。

四、影响血糖的因素

1．最近有没有不良情绪

不良情绪对血糖的影响很大，紧张、焦虑、烦恼、过度兴奋等情绪变化都会引起糖尿病患者交感神经兴奋，升糖激素分泌增加，胰岛素分泌下降，从而导致血糖升高。

2. 有没有出现应激情况

感冒发热、严重感染、外伤、手术、急性心梗或脑卒中等应激状态或女性处于妊娠期、生理期等，都可以使升糖激素分泌增加，削弱胰岛素的降糖作用，导致血糖居高不下，甚至诱发酮症酸中毒。

3. 睡眠好不好

糖尿病患者每天需要保证 6~8 小时的睡眠时间，长时间失眠或熬夜会导致交感神经过度兴奋，抑制胰岛素分泌，使肾上腺素等升糖激素分泌增加，从而使血糖升高。

如果发现血糖有较大的波动，可以先试着睡前 1 小时内不要看电视、不做运动不喝浓茶、咖啡等，也可以咨询睡眠门诊医生积极治疗失眠，当失眠、熬夜的情况得到改善了，再测血糖。

4. 药物用法是否准确

降糖药的种类很多，用法也不同，若使用不当会起不到应有的效果。因此，医生会根据每一位患者的情况针对性用药，糖尿病患者千万不可以自行更改药物的种类、用量以及用药时间。

5. 有没有控制饮食

饮食治疗是糖尿病治疗的基础，有助于减轻胰岛负担、降低血糖、减少降糖药用量以及控制体重。但饮食控制绝不等于饥饿疗法或严重偏食，这样会导致营养不良或者饥饿性酮症。

6. 有没有坚持运动

体育锻炼可增强体质、降低体重，改善胰岛素抵抗、肌糖原的氧化代谢及心血管功能，增强降糖药物的疗效，提高机体抗病能力，减少并发症的发生。

但运动贵在坚持，断断续续的锻炼无法得到应有的效果。想要控糖好，长期坚持运动少不了。

7. 有没有胰岛素抵抗

胰岛素抵抗是指各种原因使胰岛素促进葡萄糖摄取和利用效率下降，机体代偿性的分泌过多，胰岛素产生高胰岛素血症，难以维持血糖稳定的现象。

胰岛素抵抗简单的可以理解为机体对胰岛素不敏感，这种情况的患者与胰岛素分泌量不足的患者治疗方法不一样，应咨询专业医生，明确情况再对症治疗。

五、糖尿病患者的运动

1. 为何需要运动

（1）体重过重是引发糖尿病的危险因子之一，运动可减轻并维持理想体重。

（2）运动可促进胰岛素发挥功能，有助血糖控制。

（3）运动可降低胆固醇、甘油三酯堆积血管壁，减少心脏血管疾病发生。

（4）运动可增加心、肺功能、血液循环、肌肉血管弹性，有助正常血压维持。

（5）运动可增加自信心，变得更积极、乐观。

2．运动的原则

（1）一周至少3次，每次大约20～40分钟，饭后1～2小时内或空腹皆不适合运动，强度需以心脏能负荷的程度为前提，不可勉强。

（2）运动时需穿适当的鞋袜和其他保护物，绝对不要赤脚运动。

（3）血糖控制不良、生病或视网膜出血时不宜运动。

（4）使用胰岛素或口服降血糖药物后，不可马上运动。

（5）避免高温、极冷或空气不好情况下运动。

六、糖尿病的药物治疗

1．磺酰脲类。

2．格列奈类。

3．双胍类。

4．噻唑烷二酮类。

5．α-葡萄糖苷酶抑制剂。

6．二肽基肽酶-Ⅳ抑制剂（DPP-Ⅳ抑制剂）。

七、糖尿病饮食

糖尿病患者怎么吃

糖尿病是一组由于胰岛素分泌和（或）作用缺陷而引起的、以长期高血糖为特征的代谢性疾病。由于这些缺陷改变了机体细胞对葡萄糖、氨基酸、脂肪酸的摄取和利用能力，高血糖及高胰岛素水平造成营养物质代谢紊乱，引起微血管和大血管病变，导致心血管、肾脏、视网膜、神经等全身多个系统的并发症发生。对待糖尿病千万不能轻视，一定要把好饮食关。具体应该如何饮食，可以参考下面的内容。

（1）谷类食物：主要有大米、面粉、玉米、小米、荞麦、燕麦等，主要提供碳水化合物、蛋白质、维生素、矿物质和膳食纤维等。谷类食物碳水化合物含量多在 70% 以上，主要以淀粉形式存在。

建议：谷类多为高升糖指数和中升糖指数，建议糖尿病患者的主食粗、细粮搭配食用，如两样面的发糕（面粉＋玉米面）、荞麦面条（面粉＋荞麦面）等，宜选择整粒的或碾磨得粗的谷物，如煮麦粒、煮玉米、玉米碴、全麦面包等。

（2）肉类、蛋类：肉类包括畜肉（猪、牛、羊、驴、兔肉等）、禽肉（鸡、鸭、鹅、鸽、鹌鹑等）、鱼虾类水产品以及动物内脏等，是优质蛋白质、脂肪、维生素和无机盐的重要来源。

建议：肉类食物蛋白质含量为 10%～20%，蛋白质质量一般要比植物性食物中的质量高，但肥肉、内脏、卵黄含胆固醇较多，建议在规定量内尽量选用瘦肉，少吃肥肉和动物内脏等。

常用的禽蛋有鸡蛋、鸭蛋、鹅蛋、鹌鹑蛋等，蛋白质含量为 13%～15%。可在规定量内选用。

（3）乳类：乳类包括牛奶、羊奶、奶粉、奶酪等，可提供优质蛋白质、脂肪、碳水化合物、维生素、矿物质等。乳类属于低升糖指数食品。

建议：乳类含钙丰富，是补钙良好的食物来源，体重超重或肥胖的糖尿病患者宜选低脂或脱脂乳类。

（4）豆类：豆类分为大豆和其他豆类。大豆包括黄豆、青豆和黑豆。大豆中蛋白质含量丰富，占 35%～40%，而且大豆蛋白质的氨基酸组成接近人体需要，属于优质蛋白质。大豆含脂肪 15%～20%，不饱和脂肪酸占 85%，其中亚油酸高达 50% 以上。大豆还含有维生素、矿物质、碳水化合物、膳食纤维；大豆中的皂苷和大豆异黄酮，具有抗氧化、降血脂等作用。

建议：大豆被加工成豆制品，便于人体消化吸收，豆制品多属于低升糖指数食物。建议糖尿病患者经常吃豆制品，如豆腐、豆腐干、豆浆等，但是不宜选油炸的豆制品。其他豆类包括豌豆、蚕豆、红豆、绿豆、芸豆等，含蛋白质约 20%，因其含碳水化合物较多，与谷类食物的营养特点相近，可与谷类食物互换。

糖尿病肾病患者不易摄入过多的豆类制品。

（5）蔬菜类：蔬菜主要提供维生素、矿物质、碳水化合物和膳食纤维等营养素。除根茎类以外多数蔬菜属于低升糖指数的食物。叶菜类、瓜茄类碳水化合物含量仅为1%～3%，糖尿病患者可以多选；花菜类和鲜豆类的碳水化合物含量为4%～10%，可参照食品交换份量表减少用量；根茎类的碳水化合物含量较高，可达10%～25%，如土豆的碳水化合物含量为17%，宜少吃，或用其替代粮食（参考食物交换份量表互换）。

建议：糖尿病患者每日蔬菜摄入量应不少于500g，尽量选择含糖量低的蔬菜，并注意蔬菜色泽的搭配。

（6）水果类：水果含有丰富的碳水化合物、维生素、矿物质、膳食纤维等营养素。水果中的碳水化合物有蔗糖、果糖、葡萄糖、膳食纤维等，其含量与水果的含水量、种类、成熟度等有关。水果中含果糖较多，果糖的升糖指数是23，所以大部分水果的升糖指数并不高。

建议：水果中的果酸、果胶延迟胃排空，可延缓碳水化合物吸收。因此，认为糖尿病患者可以在病情控制较好时吃适量水果，即在一日饮食计划之内作为两顿正餐之间的加餐食品，并与谷类食物互换，如苹果或梨、桃、橘子（带皮）

200g，可与大米 25g 互换。

血糖控制不良的患者（如餐后 2 小时血糖 > 10mmol/L）还是少吃水果，以减少对血糖的影响及其波动。

（7）油脂类与坚果类：油脂类包括各种食用植物油和动物油，其脂肪含量几乎为 100%。为了减少胆固醇的摄入，选择植物油如花生油、豆油、芝麻油、玉米油等作为烹调油，提倡在限量范围内选用一部分单不饱和脂肪酸含量高的橄榄油、野茶油、低芥酸菜籽油。每日烹调用油最多不应 > 30g。不用或尽量少用动物油如猪油、牛油、羊油等。尽量少吃反式脂肪酸含量较多的人造奶油、方便面、起酥油制作的蛋糕、点心等。

坚果类食物，如花生、核桃、腰果、瓜子、松子、杏仁、开心果等，可提供脂肪、蛋白质、碳水化合物、维生素和矿物质等营养素。坚果类含脂肪较高，糖尿病患者特别是体重超重和肥胖者不宜额外多吃，可在饮食计划规定量之内与油脂类食物互换。

（8）糖类：不建议糖尿病患者吃甜食，如甜点心、巧克力、冰激凌等，因为这些甜食除含糖较多外，往往含有大量脂肪，易导致能量摄入过多，引起血糖升高和体重增加。根据升糖指数的原理，蔗糖的升糖指数是 65，属于中升糖指数食物。大量临床研究证明，相等能量的蔗糖并不比淀粉有更大的升血糖能力，因此不必绝对禁止糖尿病患者摄入蔗糖及含蔗糖的食物，用量应在膳食计划总能量之内，额外增加则会引起血糖升高。

不过精制的蔗糖与淀粉类食物相比营养成分单一，用富含淀粉和膳食纤维的谷薯类食物替代蔗糖能获得更多种类的营养素和更好地控制血糖的效果。果糖虽然可产生较低的餐后血糖反应，但是可能影响血脂，故不推荐糖尿病膳食中用果糖作为甜味剂常规使用。

建议：低能量的甜味剂：包括糖醇类（如赤藻糖醇、麦芽糖醇、甘露醇、山梨醇、木糖醇等）和塔格糖（tagatose，一种己酮糖）。研究表明，糖醇类可产生比蔗糖、葡萄糖低的餐后血糖反应，而且含能量较低，糖醇类平均能量为 2kcal/g。不过没有证据表明摄入的糖醇能降低血糖和体重，也没有发现糖醇存在安全性问题，但大量食用可导致腹泻。

不产生能量的甜味剂：目前，美国 FDA 批准的不产生能量的甜味剂有：①安赛蜜；②天冬酰苯丙氨酸甲酯（阿斯巴甜）；③纽甜（neotame）；④食用糖精；⑤蔗糖素（sucralose）。其中阿斯巴甜的甜度是蔗糖的 160～220 倍，用量很少即可有甜味，故其产生的能量可忽略不计。以上 5 种甜味剂经过严格审查，被认为安全无毒，糖尿病患者可以使用。

（9）酒类：由于酒类中含的酒精产生能量较高，1g 酒精可产生 7kcal 能量，空腹饮酒容易发生低血糖，长期饮酒会损伤肝脏，故病情控制不好的患者不宜饮酒。病情控制较好的患者允许适量饮酒，但是要限量并计算能量，如每周 2 次，每次可饮啤酒 1～1.5 杯（200～375ml），或葡萄酒半杯（约 100ml），不饮烈性酒。有酒精滥用或依赖者、妊娠期妇女，以及患有肝病、胰腺炎、胆囊炎、周围神经病变、高甘油三酯血症者不应饮酒。

八、糖尿病患者的饮食规则

1. 养成定时、定量的进食习惯，摄取各类食物包括：五谷根茎类、鱼肉蛋奶豆类、蔬菜水果类、油脂类，有助于维持理想体重和血糖平稳。

2. 依照饮食计划多摄取高纤维的食物，可减缓糖类的吸收。例如：以燕麦、薏米或未加工的豆干类食物替代主食。

3. 尽量避免吃精致糖类或加糖的食物，例如：各式蛋糕、小西点、冰淇淋、炼乳、调味乳、汽水、可乐、水果、罐头、果汁、糖果、蜜饯等。

4. 尽量避免喝酒及抽烟。

5. 少吃油炸、油煎、油炒、油酥及猪皮、鸡皮、鱼皮等含油脂高的食物。多吃蔬菜增加饱腹感，炒菜避免使用动物油，宜选用植物油。

6. 避免食用浓汤、勾芡的食物，如：羹面、玉米浓汤等。

7. 食物烹调宜选用清蒸、水煮、炖卤、烧烤、凉拌等方式，避免油煎、油炸及放过多的盐分与佐料。

8. 可食用的点心，例如：水煮蔬菜、健怡可乐、咖啡（不加糖）、清茶、仙草、爱玉、洋菜、山粉圆等，以代糖来调味如阿斯巴甜。

9. 糖尿病患者禁止喝粥，粥其实就是碳水化合物，除了血糖升得快，还有就是低血糖问题。可以巧妙地加一点杂粮，延缓消化吸收。如果喝完粥，餐后 2 小时血糖比不喝粥稍微高 1～2mmol/L，也还可以接受。

九、关于糖尿病，以下误区一定要避免

误区 1

只有富人才会得糖尿病

说生活优裕者患糖尿病的可能性增大这并不错，但生活条件差并非是糖尿病的"保护"因素。

事实：如果不注意自我保健，染上诸多不良嗜好与习惯，特别是嗜酒、抽烟、偏食、不讲究卫生，同样会患糖尿病。如北京郊区农民比城市居民收入低，可是糖尿病患病率却更高。

误区 2

消瘦者不会患糖尿病。

事实：有许多人虽然消瘦，但因为饮酒、营养不良（如铬、锌摄入不足）和病毒感染等因素，同样会患糖尿病。尤其是在消瘦的老年人中，并不乏糖尿病患者，人到老年即使消瘦，也要做糖尿病有关检查。

误区 3

少吃糖便可不得糖尿病。

事实：糖尿病是机体胰岛素绝对或相对不足的结果，与糖摄入并没有必然联系。如果胰岛功能好，摄入再多的糖也可利用、分解、处理，血糖会在正常范围。另外，不只是摄入高"糖"会使血糖上升，其他含高能量的食物如脂肪、精米、白面同样有此类作用。所以糖尿病高危人群不只是要限糖，还要限制肉类、水果、米面等主副食。

误区 4

尿糖阴性可否定糖尿病。

事实：是否患糖尿病，糖耐量试验是唯一可靠的标志。有的人因为肾糖阈上升，肾小球滤过有问题，即使血糖高于正常许多尿糖也是阴性，所以以尿糖阳性阴性判断是否有糖尿病并不可靠。

误区 5

糖尿病患者吃得越少越好。

事实：糖尿病需要节制饮食，但并非越少越好。恰恰相反，有时候摄入能量、营养不足，还会加重病情，使机体更虚弱，严重的低血糖甚至会影响大脑功能。正确的做法是在医生指导下，根据工作量、活动量决定总热量，在不超过总热量的前提下可尽量使食物多样化。糖尿病患者应保证各种维生素和微量元素的足量摄入，特别是适当多服用一点维生素和铬、锌等微量元素，多吃蔬菜、粗粮，这对恢复胰岛功能会大有裨益。

误区 6

治疗糖尿病主要依靠降糖药。

事实：治疗糖尿病必须采取综合疗法，不可单纯依赖降糖药。综合疗法包括：调节饮食；合理应用降糖药；坚持适当的运动；讲究心理卫生，保持愉快、稳定的情绪；这 4 个方面，缺一不可。

误区 7

治疗糖尿病主要靠医生。

事实：当然治任何病都要靠医生，糖尿病也不例外。但这种病有个特点：一是病程长要终生用药；二是要采取综合疗法，包括饮食调节和坚持运动，这些都要求患者参与，不是医生所能做到的。因此，治疗效果在很大程度上取决于患者自己及其家属。

误区 8

尽量不用和少用胰岛素。

事实：胰岛素才是治疗糖尿病最有效的药物，只不过是非胰岛素依赖型糖尿病可以用其他降糖药，能不用胰岛素就先不用，而治疗胰岛素依赖型糖尿病，一定要应用胰岛素。而且也不是一旦用上胰岛素就不能再停此药。

误区 9

糖尿病患者应该静养。

事实：错了，糖尿病患者不活动只会加重病情。适宜的运动可以促进人体对糖的利用和糖原的合成而降低血糖，故称运动疗法为糖尿病的 3 大疗法之一。但究竟采取什么样的运动方式和多大运动量，以及每天运动多长时间，要因患者的病情轻重、有无并发症和体质强弱综合而定。一般说，患者病情较稳定的，体质较好的，可以采取运动强度较小的运动方式，如散步、打拳、跳舞等，每天 1 次，每次半小时至 1 小时即可。

誤区 10

糖尿病患者必短寿。

由于目前糖尿病尚无根治办法，晚期并发症多，所以许多人患了糖尿病便心灰意冷，担心自己短寿。

事实：得了糖尿病并不可怕。因为，现在治疗糖尿病的方法越来越多，新药不断涌现，只要认真治疗，特别是控制好饮食，坚持适宜的运动，保持稳定、愉快的情绪，就会把血糖控制在"平安"水平，和健康人一样享有高寿。

第五节　维生素相关疾病

维生素是人体生命活动过程中必需的一类有机化合物。

维生素有 3 个特点：

1. 存在于天然食物中，人体一般不能合成，必须由食物供给。

2. 他既不是构成机体组织的原料，也不提供能量，而且生理需要量小，但又是人体绝不能缺少的。

3. 维生素的缺乏或过量，对人体的健康都会产生较大影响。

一、维生素的分类

分类	名称	来源
脂溶性	视黄醇类（维生素 A）	鱼肝油、绿色蔬菜
水溶性	硫铵（维生素 B_1）	酵母、谷物、肝脏、大豆、肉类
水溶性	核黄素（维生素 B_2）	酵母、肝脏、蔬菜、蛋类
水溶性	烟酸（维生素 B_3）	酵母、谷物、肝脏、米糠
水溶性	泛酸（维生素 B_5）	酵母、谷物、肝脏、蔬菜
水溶性	吡哆醇类（维生素 B_6）	酵母、谷物、肝脏、蛋类、乳制品
水溶性	生物素（维生素 B_7）	酵母、肝脏、谷物
水溶性	叶酸（维生素 B_9）	蔬菜叶、肝脏
水溶性	钴胺素（维生素 B_{12}）	肝脏、鱼肉、肉类、蛋类
水溶性	胆碱	肝脏、蛋黄、乳制品、大豆
水溶性	肌醇	心脏、肉类
水溶性	抗坏血酸（维生素 C）	新鲜蔬菜、水果
脂溶性	钙化醇（维生素 D）	鱼肝油、蛋黄、乳制品、酵母

续表

分类	名称	来源
脂溶性	生育酚（维生素 E）	鸡蛋、肝脏、鱼类、植物油
脂溶性	萘醌类（维生素 K）	菠菜、苜蓿、白菜、肝脏

二、维生素缺乏

维生素参与生命活动过程中各个环节——维持神经系统正常功能、参与蛋白质、脂肪合成及代谢、参与各种酶和抗体的合成等。维生素缺乏，会严重影响生理功能的正常代谢，甚至威胁到生命。

1. 维生素缺乏的原因

（1）食物供应严重不足，摄入不足：食物单一、储存不当、烹饪破坏等。比如叶酸受热损失。

（2）吸收利用降低、消化系统疾病或摄入脂肪量过少从而影响脂溶性维生素的吸收。

（3）维生素需要量相对增高：妊娠和哺乳期妇女、儿童、特殊工种、特殊环境下的人群。不合理使用抗生素会导致对维生素的需要量增加。

2. 维生素缺乏的危害

维生素 A	夜盲症，角膜干燥症，皮肤干燥，脱屑
维生素 B_1	糖在组织内的氧化受到影响。它还有抑制胆碱酯酶活性的作用，缺乏维生素 B_1 时此酶活性过高，乙酰胆碱（神经递质之一）大量破坏使神经传导受到影响，可造成胃肠蠕动缓慢，消化道分泌减少，食欲不振、消化不良等障碍。如神经炎，脚气病，食欲不振，消化不良，生长迟缓
维生素 B_2	口腔溃疡，皮炎，口角炎，舌炎，唇裂症，角膜炎等
维生素 B_3（烟酸）	表现为神经营养障碍，初时全身乏力，以后在两手、两颊、左右额及其他裸露部位出现对称性皮炎
维生素 B_5（泛酸）	由于其无所不在，人体暂未发现有典型的缺乏病例
维生素 B_6	引起呕吐、抽筋等症状。由于食物含有丰富的维生素 B_6，及肠道细菌也能合成，所以人类很少发生维生素 B_6 缺乏症
维生素 B_7	包括皮炎、湿疹，萎缩性舌炎，肌肉痛，倦怠，厌食和轻度贫血、脱发
维生素 B_9（叶酸）	白细胞减少，红细胞的体积变大，发生巨幼细胞性贫血。中性粒细胞的分叶数不是正常时平均 $2 \sim 3$ 叶，而是 5 叶以上的白细胞数显著增加。人的肠道细菌能合成叶酸，故一般不易发生缺乏病。但当吸收不良，代谢失常或组织需要量过高以及长期使用肠道抑菌药（如磺胺类）等时，皆可引起叶酸缺乏
维生素 B_{12}	巨幼细胞性贫血

续表

胆碱	胆碱：肝脏功能异常，肝脏出现大量脂质（主要为甘油三酯）积累，最终充满整个肝细胞；危害肾脏缩水功能；造成的致癌过程首先造成基因损伤，然后是某些可以形成肿瘤的变异细胞株生存并增殖； 与膳食低胆碱有关的不育症、生长迟缓、骨质异常，造血障碍和高血压也均有报道。肌醇：湿疹，头发易变白
维生素 C	坏血病、抵抗力下降
维生素 D	儿童的佝偻病、成人的骨质疏松症
维生素 E	不育、流产、肌肉萎缩等

三、维生素过量

过量地摄入维生素不仅会破坏人体内环境的稳定，甚至会发生中毒。

维生素 A	成人连续几个月每天摄取 5 万 IU 以上会引起中毒现象。幼儿如果在一天内摄取超过 18500IU 则会引起中毒现象。主要表现为由于破骨细胞活性增强，导致骨质脱钙、骨脆性增加、生长受抑、长骨变粗及骨关节疼痛；皮肤干燥、发痒、鳞皮、皮疹、脱皮、脱发、指（趾）甲易脆；易激动、疲乏、头痛、恶心、呕吐、肌肉无力、坐立不安。食欲降低、腹痛、腹泻、肝脾肿大、黄疸；血液中血红蛋白和钾减少，凝血时间延长，易于出血

续表

维生素 D	维生素 D 是防治佝偻病的药物，但应用过量所造成的后果比患佝偻病还危险。据观察，若小儿每日服 2 万单位，连服几周或数月之后，可出现头痛、厌食、恶心、呕吐、口渴、嗜睡、多尿、脱水、高热及昏迷，尿内出现蛋白和红细胞，如不及时停药，可因高钙血症及肾功能衰竭而致死 维生素 A、D 中毒，以 6 个月到 3 岁的婴幼儿发病率最高，多是由于家长给小儿服用鱼肝油过多而造成的。孕妇若大量服用维生素 A、D，则会引起胎儿骨骼发育异常、先天性白内障、新生儿血钙过高以及智力迟钝等不良后果
维生素 B_1	大量应用维生素 B_1 会出现头昏眼花、腹泻、水肿、心律失常等。若肌内注射过量可发生红斑、风疹块、接触性皮炎、支气管哮喘，甚至过敏性休克。孕妇过量服用会造成产后出血不止
维生素 B_2	大剂量注射维生素 B_2 能使肾脏的肾小管发生堵塞，产生少尿等肾功能障碍
烟酸（B_3）	会使皮肤潮红、发热、瘙痒、出现蚁走感，也可发生心慌、恶心、呕吐等症状
维生素 B_6	孕妇若使用 25mg 以上的大剂量，可影响胎盘对胎儿营养的供给，使胎儿的发育发生障碍。若肌内注射过量也能发生过敏性休克
叶酸（B_9）	会出现口苦、焦虑不安和睡眠规律反常等现象
维生素 B_{12}	可出现哮喘、荨麻疹、湿疹、药疹、面部水肿等过敏反应，也可发生心前区疼痛和心慌等，因此会使有心绞痛的患者加重病情，或发作次数增加

续表

维生素 C	长期大量服用,会引起恶心、呕吐、腹痛、腹泻。若突然减少用量,比未服药前更易患坏血病,同时尿液酸化,草酸盐急增,容易形成肾结石。用大剂量维生素 C 进行快速静脉注射,会发生红细胞溶解或静脉栓塞,有致命的危险。婴儿大量服用维生素 C,常有睡眠不安、消化不良、水肿、腹泻、荨麻疹等。多次静脉注射维生素 C,还会发生全身瘙痒性丘疹,甚至发生过敏性休克而致死
维生素 E	每日用量大于 400mg,长期应用可能导致血栓,还会引起月经过多或闭经现象;当剂量用到 2000～12000mg 时,对有些人会影响生育。对于有严重高血压、心肌损害和采用胰岛素治疗的糖尿病患者,使用维生素 E 应当特别慎重,开始时每日 100mg,随后逐渐增加剂量,否则易引起血小板聚集与血栓形成
维生素 K	会引起严重的黄疸或溶血性贫血及肝细胞损害等,还会有过敏反应

■ 第六节　高胆固醇患者的饮食

高胆固醇患者更应该控制的是猪脑、蟹黄、鱼子、鱿鱼、虾头、肥肉、动物内脏等食物,同等大小的猪脑中胆固醇含量约是蛋黄的数倍。不吃含反式脂肪酸食物。反式脂肪酸别称氢化植物油、人造黄油、人造植物油、精炼植物油、植脂末。反式脂肪酸是引起高胆固醇的罪魁祸首。

一、鸡蛋的"贡献"大，还是"风险"大

鸡蛋不仅蛋白质含量丰富，且其氨基酸的组成比例也非常适合人体需要，在人体内的利用率可以达到 95% 以上，是营养较为全面的天然食品，因此鸡蛋被称为是"理想的营养库"、"完美食物"。

二、不吃鸡蛋能降胆固醇？——没那么简单

鸡蛋虽好，但是有人就是不敢吃鸡蛋，认为吃鸡蛋会升高血液中的胆固醇，高血脂的人就不应该吃鸡蛋，尤其是鸡蛋黄。确实，鸡蛋受到人们的争议，源于蛋黄中含有较高的胆固醇。我国营养学会推荐，一个没有血脂异常的健康成人每日胆固醇的摄入量为 300mg，而一个完整的鸡蛋含胆固醇约为 300mg，与营养学会的推荐量大致相当。所以有部分人对鸡蛋敬而远之。然而，截至目前，没有任何证据表明每日进食一个鸡蛋可以导致血液中胆固醇增高。实际上，很多人不吃鸡蛋，血脂中胆固醇水平也高于正常。

三、患高血脂、高胆固醇的人也可以吃鸡蛋

科学家做过实验，让一群人每天吃 10 个鸡蛋

并坚持 1 个月，发现他们血液中的胆固醇跟不吃鸡蛋的人相比，完全没有差别。究其原因，要从人体内的胆固醇来源说起。

胆固醇在人体内有两种来源：一种是肝脏自己产生的，占总量的 70%～80%；另一种是吃进去的胆固醇，称为外源性胆固醇，占总量的 20%～30%。当外源性胆固醇摄入过多的时候，身体就会相应减少体内自己产生的胆固醇量，使两者达到动态平衡。这也可以解释为什么有些人长期吃素食、膳食中胆固醇摄入很低，也会出现血胆固醇增高的现象。

已经患有高胆固醇的人也是可以吃鸡蛋的，但考虑到风险因素，主张隔日吃一个煮鸡蛋，相当于每日吃半个鸡蛋黄。

鸡蛋黄里含有丰富的卵磷脂，卵磷脂是可以调节和控制血胆固醇的物质，所以完全不吃鸡蛋黄，就丧失了卵磷脂的来源，这对血脂的调节是一种损失。

鸡蛋中的卵磷脂属于动物胚胎卵磷脂，呈微细的乳化脂蛋白胆固醇颗粒，其与氨基酸、ω3 脂肪酸、ω6 脂肪酸、胆固醇等的含量、比例和结构适宜，可透过血管壁被组织利用，从而不会使血浆中的胆固醇增加。

欧洲营养学家根据一系列相关研究结果得出一个有意思的结论：一个人对于鸡蛋黄的恐惧所造成的对心脏血管的损害，要远大于这个鸡蛋黄可能带来的所谓高胆固醇的危害。

第七节　泌尿道感染

一、什么是泌尿道感染

所谓泌尿道感染即泌尿系统感染，包括下泌尿道（尿道、膀胱或输尿管下部）及上泌尿道（输尿管上部及肾脏）或两者皆被感染。

二、哪些人容易得泌尿道感染

1. 女性，因尿道口较短及停经后体内激素水平的变化，使得尿道口减少了保护的能力，也较容易发生尿道炎。
2. 年纪大的患者。
3. 糖尿病患者。
4. 有尿道结石或是前列腺肥大的患者。
5. 使用导尿管的患者。

三、泌尿道感染有哪些症状

1. 排尿时会有灼烧感，甚至疼痛。
2. 时常想上厕所，解尿困难。
3. 小便有异味，小便混浊或有血尿情形。
4. 腰部疼痛或下背痛。

5．恶心、呕吐。

6．寒颤及发烧。

但有些患者的泌尿道感染完全没有症状。

四、预防泌尿道感染的方法

1．多喝水，若无禁忌，每天至少喝 3000ml 的水。

2．勿憋尿，有小便时就上厕所。

3．多吃含维生素 C 的食物，例如：橘子、柳丁、番茄及木瓜等。

4．多吃酸性食物，例如：肉类、蛋类、乳酪、梅干及谷类等。

5．女性于小便后，卫生纸由前往后擦拭。

6．保持会阴部的清洁。

7．妇女同房后立即小便，多喝开水，生理期间勤换卫生棉。

8．多淋浴，避免泡浴及盆浴。

9．勿穿合成纤维的内裤、裤袜及束裤，因易引起过敏导致感染。

五、小便疼痛合并以下任何症状时必须看医生

发冷和发热；想解小便，却解不出来；肋骨缘以下的背部疼痛；小便有血及块状物；不正常阴部分泌物；恶心、呕吐。

第八节　前列腺疾患

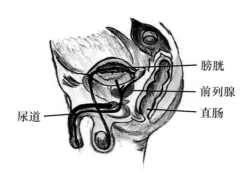

膀胱

前列腺

直肠

尿道

一、前列腺是什么

前列腺属于男性专有的一个腺体，位于膀胱的底部，并围着连接膀胱的近端尿道，形状像一个栗子，前列腺液是精液的主要成分。

二、何谓良性前列腺肥大

正常人前列腺约 20g，但 40 岁以后的前列腺有一部分又会快速生长到 40～50g，甚至可达 200g 的情形发生，这时期的肥大现象就是所谓的良性前列腺肥大。

三、如何知道自己的前列腺肥大

1. 小便时必须等待一阵子才解出来，有时甚至等1、2分钟还解不出来。

2. 尿流变细且微弱无力，有时会中断，分几次才能解完。

3. 解完小便后，还会滴滴答答的流出一些无法解干净的余滴。

4. 常会尿急到无法控制而流出。

5. 小便后仍觉尿急，老是觉得膀胱里的尿液没有排完。

6. 排尿次数增加，尤其是晚上必须起床好几次去小便。

四、何时需手术治疗

1. 严重的阻塞症状，解小便时尿流细又慢，好像滴不完，有时甚至解不出来。

2. 泌尿系统有反复的细菌感染。

3. 严重尿频。

4. 肥大的前列腺造成合并症，如膀胱结石，肾功能损伤。

五、手术后须注意事项

1. 前列腺肥大患者均系年老患者，虽然手术本身甚为安全，但因年龄因素、器官老化、手术中及手术后仍可能发生脑血管及心脏病等意外，但发生率很低。

2．手术后拔掉导尿管，如有尿急、尿失禁、小便次数多或轻微血尿，是手术后暂有的现象，3 个月继续门诊治疗，症状会逐渐消失。

3．避免便秘，要多吃蔬菜、水果、蜂蜜或口服轻泻剂，避免不必要的灌肠、但有糖尿病者不要吃蜂蜜。

3 个月内避免骑脚踏车、摩托车及久蹲和温水坐浴，亦避免上下楼梯及跑步等较剧烈运动

白天要多饮水，晚上尽量少喝，每天小便量最好维持 2000ml

如果有连续解大量血尿时，请速来院急诊处置

手术 1 个月后，可渐恢复性生活

手术后大多数患者会发生逆行性射精，可能造成不孕，精液射入膀胱内，不由尿道口出来，射入膀胱内之精液在解尿时随小便流出，此为必然现象，不影响健康

有些患者，手术后会造成阳痿

六、前列腺患者注意事项

1．饮水——每天饮水 2000ml 以上。

寒冷的季节里仍然提倡要多饮水、多排尿，每天饮用 2000ml 以上的开水或茶水，这样可以通过尿液来充分冲洗尿道，有利于前列腺分泌物排出，预防前列腺的重复感染。

2．排尿——尿急时切莫"忍"。

多饮水，再加上是冬天，经常会有尿意，但是，尿急时"忍一会儿"的态度是不可取的。憋尿会让膀胱过度充盈，压迫前列腺，这样容易造成尿液反流。

3．烟酒和辣子——戒除不良癖好。

辛辣食品不是前列腺疾病的直接病因，但是酒类、辣椒等食品以及吸烟对前列腺和尿道具有刺激作用，可引起短暂的会阴部位不舒服，还可引起前列腺和膀胱颈的充血、水肿，造成前列腺的抵抗能力降低。

4．穿衣——局部保暖要到位。

保暖还可以减少肌肉组织的收缩，从而使前列腺的充血水肿状态得到恢复。在寒冷的季节里要注意穿好衣服，不要受凉，尤其是前列腺局部的保暖措施一定要到位。

5．吃好——加些锌元素和抗氧化剂。

冬天是补充身体营养的重要季节。微量元素锌可以增加前列腺的抗感染作用，应该有意多摄入海产品、瘦肉、粗粮、豆类植物，以满足人体对锌的需求，白瓜子、花生仁、南瓜籽、芝麻等也富含锌。

6．玩好——避免需长时间久坐的娱乐活动。

前列腺的位置决定了男人在很大程度上是"坐"在前列腺上，所以经常久坐的男人前列腺负担较重，避免需长时间久坐的娱乐活动。

7. 其他——注意锻炼和适度性生活。

应该坚持适当的体育锻炼，例如打太极拳、短跑或饭后散步等，改善血液循环，对于提高免疫力、预防前列腺炎的发生很有意义，最好性生活要规律。

■ 第九节　尿路结石

一、何谓尿路结石

尿路结石是泌尿系统常见的疾病之一，从肾脏、输尿管、膀胱到尿道均可能发生结石，但大部分结石源自肾脏。

二、发生尿路结石常见原因

1. 水喝的不够或吃太多高嘌呤、高蛋白质或含丰富钙质、草酸及磷酸的食物，容易使体内产生结晶，导致结石。

2. 尿路感染所造成的。

3. 个人体质，有些人体内的新陈代谢会形成较有利于结石的环境，因此，患结石的机会就比一般人高，或容易复发。

4．天气因素

夏季时，因出汗快、多，水分来不及补充，就成为结石好发的时机。另外，居住在热带地区的人患结石的概率也比寒带高。

5．激素水平不平衡

如甲状腺功能过高者。

6．代谢方面的障碍

如甲状旁腺功能亢进、尿酸血症过高等易形成结石。

7．身体疾病或药物、手术、外伤等引起。

三、尿路结石的临床表现

许多肾结石的患者是体检时意外被查出来的。这些患者事前无任何症状。因为只要肾结石在肾脏内部不移动，便不会出现症状。但也有的患者会出现如肠胃不适等轻微症状。肾绞痛的部位发生在腰部后侧，有时会反射至阴囊（男性），会阴部（女性），疼痛程度因结石之大小及部位而异。

1．血尿

当结石移动时，磨破黏膜而造成出血。

2．感染及寒战

如果结石阻塞严重，这时感染会有发热合并寒战的现象。

3．排尿型态改变

结石可能刺激膀胱而至尿急、尿频或尿滞留现象。

4．恶心、呕吐、腹泻。

四、治疗及预后

真正需要手术治疗的病人并不多，现在大多数以内镜和体外震波碎石来治疗，其他如：经皮造瘘术、经皮肤取石术、水波碎石术等。60%以上患者可以通过多饮水或药物治疗，让石头自然顺利排出，结石＜0.5cm以下，可以不做治疗让结石自然排出。若＞0.5cm，或发生严重的症状，反复感染或影响肾脏功能时，就需要借外力解决石头了。

目前结石治疗的成功率相当高，碎石率及结石的排出率高达90%，尿路结石患者在治疗后，5年内的复发率高达60%，所以要定期追踪检查。

▇ 第十节　肠　息　肉

一、关于肠息肉的五个重点问题

尽管肠息肉不是大病，但也是不可忽略的。

对于反反复复的息肉生长，一定要注意遗传疾病的可能性，也要注意是否伴有其他疾病。对发现有肠息肉但暂时不需要特殊治疗的患者，须注意日常饮食，并定期做肠镜检查。

二、为什么会长肠息肉

感染	炎性息肉与肠道慢性炎症有关
年龄	结直肠息肉的发病率随年龄增大而增高
胚胎异常	幼年性息肉病多为错构瘤，可能与胚胎发育异常有关
生活习惯	低纤维饮食与结直肠息肉有关；吸烟与腺瘤性息肉有密切关系
遗传	某些息肉病的发生与遗传有关，如家族性非息肉病大肠癌和家族性腺瘤性息肉病等

三、哪些人是肠息肉高发人群

家族成员中有结肠癌或结肠息肉者；长期吃高脂肪、高动物蛋白、低纤维以及油炸食品者；年龄大于50岁。

此外，坐的时间越长，患肠息肉的风险也越高。建议这几类人每年做一次大便隐血实验、肛门指检、直肠镜等检查，及时发现有癌变倾向的结肠腺瘤。

推荐从50岁开始，所有人每年对自然排出的粪便做隐血检查，每5～10年做一次完整的结肠镜检查，及早发现。

四、息肉会发生癌变吗

并不是所有的息肉都会发生癌变。一般而言，我们会将肠息肉分为非肿瘤性息肉和腺瘤性息肉。

腺瘤性息肉：腺瘤性息肉是公认的癌前病变。可分为 3 种类型，即管状腺瘤、绒毛状腺瘤和管状绒毛状腺瘤，其中管状腺瘤最多见。

非肿瘤性息肉一般不会发生癌变，常见类型：

幼年性息肉	常见于幼儿，多在 10 岁以下。常发生在直肠内，呈圆球形，多为单发，病理特征为大小不等的潴留性囊腔，是一种错构瘤
炎性息肉	又称假性息肉。是大肠黏膜的溃疡在愈合过程中纤维组织增生及溃疡间黏膜下水肿，使正常黏膜表面逐渐隆起而形成。常见于慢性溃疡性结肠炎、阿米巴痢疾、血吸虫病、肠结核等肠道疾病

五、息肉发展成为癌需要多久

从发病年龄上看，腺瘤性息肉要比大肠癌早 5 ~ 10 年。腺瘤性息肉癌变与其大小、形态和病理类型有关。腺瘤越大，癌变的可能性越大；腺瘤结构中绒毛状成分越多，癌变的可能性越大。

还有些特殊类型的腺瘤性息肉：扁平息肉和

侧向发育型息肉，早期即可恶变为大肠癌。

六、息肉的治疗方案

小息肉一般在行结肠镜检查时予以摘除并送病理检查。

直径 > 3cm 的腺瘤，尤其是绒毛状腺瘤应手术切除：腹膜返折以下的经肛门局部切除，腹膜返折以上的应开腹切除或在腹腔镜下手术切除。

病理检查若腺瘤癌变穿透黏膜肌层或浸润黏膜下层则属于浸润性癌，应按结直肠癌治疗原则处理。腺瘤恶变若未穿透黏膜肌层、未侵犯小血管和淋巴、分化程度较好、切缘无残留，摘除后不必再做外科手术，但应密切观察。

炎性息肉以治疗原发肠道疾病为主，炎症刺激消失后，息肉可自行消失；增生性息肉症状不明显，无须特殊治疗。

第十一节　幽门螺杆菌感染

一、幽门螺杆菌是致病菌，会导致多种疾病

专家一致认为生长在胃窦部黏膜内的幽门螺

杆菌，符合鉴定传染病病原的 Koch 法则，是一种传染病菌，可在人与人之间传播，现已明确与下列多种疾病的发病有关。

1. 非萎缩胃炎，萎缩性胃炎，淋巴细胞性胃炎等。

2. 胃溃疡，十二指肠球部溃疡。

3. 胃癌、胃黏膜相关淋巴组织淋巴瘤。

4. 胃少见病：增生性胃息肉、胃黏膜肥大症等。

5. 胃外疾病：缺铁性贫血、血小板减少症、维生素 B_{12} 缺乏症等。

二、所有人都要检查和治疗幽门螺杆菌吗

我国近半数以上人群感染幽门螺杆菌，感染人口基数庞大；各地医疗条件参差不齐，治疗需要巨额的资金；治疗获益在不同个体间存在差异，并非人人有效；随着细菌耐药率上升，根除已很不容易。

现阶段在我国主动去对所有人进行幽门螺杆菌筛查和治疗并不现实，仍需要有适合国情的筛查指征和治疗。

三、哪些情况时需要幽门螺杆菌筛查和治疗

专家认为对有下列临床特征的人群进行筛查，

对阳性者进行根除治疗并能从中获益。

1. 胃胀痛等消化不良症状，对症治疗无效。

2. 糜烂、出血、萎缩性胃炎、异型增生、肠化。

3. 胃十二指肠溃疡，无论有否症状或并发症。

4. 胃癌家族史或胃癌切除手术后。

5. 长期服用质子泵抑制剂、非甾体类抗炎止痛药、低剂量阿司匹林等。

6. 胃 MALT 淋巴瘤、淋巴细胞性胃炎、增生性胃息肉、巨大肥厚性胃炎病（Menetrier）等。

7. 缺铁性贫血、特发性血小板减少性紫癜、维生素 B_{12} 缺乏症等。

四、常用诊断幽门螺杆菌的方法

1. 胃镜检查

胃镜检查并不能直接看到幽门螺杆菌，需在胃镜下钳取 1~2 处胃窦黏膜组织置入含尿素试液中，数分钟后如变为红色，证明有幽门螺杆菌，这种方法称快速尿素酶试验。

胃镜检查时应常规进行幽门螺杆菌检查，除非不能活检。也可将活检胃黏膜送病理科切片检查，通过染色在显微镜下直接观察有否幽门螺杆菌。

我国是胃癌高发区，尤其对 35 岁以上的人群为了不遗漏胃肿瘤诊断，首选胃镜确定胃的病因和幽门螺杆菌。与国外相比，我国胃镜检查收费低、普及率较高，胃镜检查是可行的。

为了确定治疗效果，根据患者意愿不一定用胃镜复查，但胃溃疡、不典型增生等病变的复查应用胃镜方法。

2. 呼气检查

常用 $^{13}C-$ 或 $^{14}C-$ 尿素呼气试验检查幽门螺杆菌，优点是无胃镜痛苦，缺点是不能明确胃病的病因。由于简单方便、无痛苦，专家推荐用于治疗后判断幽门螺杆菌是否被根除。有条件的医院，还可通过化验大便中幽门螺杆菌（单克隆粪便抗原试验）也可作为疗效判断的替代方法。

3. 血液检查

血液检查的是幽门螺杆菌的血清抗体，只能说有过细菌感染，不能说现在是否有幽门螺杆菌，不常规用于判断是否需要根除治疗和疗效评估。

五、健康体检时要不要检查和治疗幽门螺杆菌

一般健康体检常常检查幽门螺杆菌抗体，不能根据抗体阳性给予治疗。对有糜烂、出血、萎缩性胃炎、胃十二指肠溃疡、增生息肉、胃肿瘤

家族史，或需要长期应用抑酸剂、阿司匹林等药物治疗的患者时，体检时应该要做胃镜检查尿素酶试验或 ^{13}C- 或 ^{14}C- 尿素呼气试验，如查出幽门螺杆菌阳性需要进行治疗。对如无任何症状或上述病史体检患者，可根据个人意愿选择检查或不检查，如查出阳性也是根据个人意愿选择治疗或不治疗。

六、小儿、老人和孕产妇要不要检查和治疗

无症状、14 岁以下少年儿童不推荐进行检查和治疗，但少年儿童如反复有胃部不适消化不良症状、胃镜查出胃和十二指肠溃疡时，如幽门螺杆菌阳性需要治疗。

对 70 岁以上老年人即使查出细菌并有治疗指征，应考虑药物副作用、权衡利弊再决定治疗。

同样，怀孕和哺乳期间一般不查幽门螺杆菌，即使查出细菌有治疗指征，多种药物在此期间禁用也暂不予以治疗。

七、浅表性胃炎要不要检查和治疗

生活中，慢性胃炎很常见。

反复胃部不适症状、胃镜检查胃黏膜无异

常，医生习惯会做出"浅表性胃炎、非萎缩性胃炎"诊断。只要胃有幽门螺杆菌存在，几乎都患有慢性活动性胃炎（幽门螺杆菌胃炎），细菌可增加或减少胃酸分泌、胃黏膜炎症，并在浅表性胃炎的基础上发生糜烂、溃疡、萎缩、增生及出血等。

5%～10% 的患者会出现胃部不适症状，对有症状的"浅表性胃炎"应进行根除治疗，部分患者胃不适症状可获得长期缓解，部分胃酸分泌可恢复正常、胃黏膜炎症改善。

治疗后如症状无好转或短暂好转又复发，病程 3～6 个月以上，如无其他病因发现，可诊断为功能性消化不良。对无症状的浅表性胃炎，如幽门螺杆菌阳性，可根据个人意愿和条件选择治疗。

八、胃十二指肠溃疡要不要检查和治疗

幽门螺杆菌感染后约有 5%～20% 会发展成胃十二指肠溃疡；

其中 90% 以上十二指肠溃疡、80%～90% 胃溃疡，无论溃疡是否活动、是否有症状和并发症，均应该检测和定期复查，一旦阳性应进行根除治疗，治疗可促进溃疡愈合、降低复发率和减少并发症，并可完全治愈溃疡。

九、某些长期用药时幽门螺杆菌的检查和治疗

1. 质子泵抑制剂

因胃食管反流病等需要长期服用奥美拉唑等药物治疗，治疗前后应进行细菌检查，如发现阳性应根除细菌治疗。

长期使用奥美拉唑等药后胃酸被抑制，幽门螺杆菌会从胃窦向胃体移位生长导致胃体黏膜萎缩，可能会加大胃肿瘤发生风险，及时消除幽门螺杆菌，可避免细菌异位生长。

2. 非甾体抗炎药

因关节痛等疾病需要长期服用布洛芬等止痛药、预防心脑血管栓塞需要长期服用低剂量阿司匹林等药物，如同时有幽门螺杆菌感染，发生胃十二指肠溃疡并发出血、穿孔的风险会增加，事先应进行幽门螺杆菌筛查，对阳性者进行根除治疗，可避免药物对胃黏膜的损伤。

十、萎缩性胃炎要不要检查和治疗

如果幽门螺杆菌胃炎未给予治疗，部分可转化为萎缩性胃炎。长期的萎缩性胃炎，萎缩范围可逐渐扩大，可能会出现肠上皮化生或不典型增

生，及时治疗幽门螺杆菌可阻止、延缓或部分逆转萎缩，胃酸可恢复正常，但难以逆转肠化。

有萎缩性胃炎、肠化和不典型增生时，定期胃镜检查和幽门螺杆菌检查，联合测定胃蛋白酶Ⅰ和Ⅱ、胃泌素变化了解萎缩范围和程度，如3项血指标均降低说明萎缩范围已扩大至全胃，发生胃癌的风险会增加。

十一、根除幽门螺杆菌能够降低胃癌发生风险吗

幽门螺杆菌感染是预防胃癌最重要的可控危险因素，90%的非贲门部胃癌与幽门螺杆菌有关。

尽管仅有1%会发生胃癌，但我国人口基数很大，又是胃癌高发区，对有胃癌家族史人群，早期定期筛查和根除治疗非常有价值。

胃肿瘤高发区胃萎缩、肠化生发生年龄低，30岁前已有近50%的人萎缩，在发生前根除治疗更能有效地降低风险，根除后每年约5%的人再感染，10年会有70%以上的人再感染，定期复查和治疗很重要。

早期胃癌内镜手术切除后、胃癌术后也要定期检查和治疗，预防复发。

十二、某些少见疾病幽门螺杆菌的检查 和治疗

根除幽门螺杆菌是胃黏膜相关淋巴组织淋巴瘤的首选治疗，80% 能达到缓解，缓解后应密切随访，治疗无效或进展需要配合化疗或放疗。

幽门螺杆菌相关性淋巴细胞性胃炎、增生性胃息肉、胃黏膜肥大症等也需要治疗。幽门螺杆菌与不明原因缺铁性贫血、特发性血小板减少性紫癜、维生素 B_{12} 缺乏症等疾病正相关，考虑病因时应检测，阳性者根除治疗会有一定的帮助。

十三、初次治疗幽门螺杆菌用什么方案 最好

考虑到在我国幽门螺杆菌对克拉霉素、甲硝唑的耐药性已较高，不推荐质子泵抑制剂 + 克拉霉素 + 甲硝唑老三联，目前一致推荐含铋剂的质子泵抑制剂 + 阿莫西林 + 克拉霉素 + 甲硝唑四联方案用于初次经验治疗幽门螺杆菌。

十四、治疗后如何确定幽门螺杆菌是否 根除

治疗后常规进行检查，如幽门螺杆菌消失可

确定为根除。

由于尿素酶敏感性受药物影响较大，除血清学和分子生物学检测外，幽门螺杆菌复测前必须停用质子泵抑酸剂至少2周，停用抗菌药物、铋剂和某些具有抗菌作用的中药至少4周，所以进行幽门螺杆菌复查间隔4～6周才准确。

评估疗效首选方法是 ^{13}C- 或 ^{14}C- 尿素呼气试验，粪便抗原试验可作为备选，根据患者意愿也可选择胃镜复查快速尿素酶试验。

十五、幽门螺杆菌未能根除的如何补救治疗

4～6周后复查幽门螺杆菌仍然阳性，即初次治疗失败后，可在其余方案中选择一种方案进行补救治疗，补救方案原则上不重复原方案，选用以前未用过的药物和方案，方案的选择需根据抗生素耐药性、个人用药量、药物疗效、药物费用、不良反应和可获得性考虑。

含有克拉霉素、甲硝唑和左氧氟沙星的补救方案，无耐药根除率可达95%，但如已形成耐药者根除率会降至50%以下，故补救治疗选择这些抗生素时，最好做组织培养药物敏感试验、分子生物学方法检测来选择药物，但药敏试验需要条件、检查费用高、准确性等问题限制了临床的应用。

同样补救治疗后应重复上述检查评估疗效或再行治疗。

十六、除上述药物治疗外的其他治疗方法

疫苗	应用幽门螺杆菌疫苗是预防感染的最佳措施，但疫苗的研发并不容易，直至目前才初见曙光
益生菌	以菌制菌是一个很好的策略，临床研究对幽门螺杆菌抑菌作用尚不能肯定，但对幽门螺杆菌治疗引起的胃肠道菌群失调有一定的治疗作用
中药	近期有研究发现某些中成药方能抑制幽门螺杆菌生长，联合应用可提高疗效，但尚未受到专家的一致推荐

十七、检查幽门螺杆菌阳性可以不治疗吗

检查发现幽门螺杆菌阳性，现在部分临床医生和患者仍然对根除治疗有所顾虑，这是由于幽门螺杆菌导致炎症、溃疡和肿瘤发生往往是多因素的，并非是唯一因素；抗生素对老年人、幼年儿童和体质较差者的胃肠道微生态存在影响；治疗后可能会增加胃食管反流病、肥胖、哮喘、炎症性肠病等疾病发生的风险。

治疗检查幽门螺杆菌阳性者，如有前述疾病和病史的患者更应该进行根除治疗。根除幽门螺杆菌增加的风险，应该小于不根除幽门螺杆菌增

加胃癌发生的风险，所谓"两害相权取其轻"，不需要有顾忌，除非有抗衡因素如小儿、老人、孕妇等特殊人群、药物获得困难、药物副反应大、药物过敏体质、多次治疗失败等。

■ 第十二节　痛　　风

一、何为痛风

体内嘌呤代谢异常导致高尿酸血症时，尿酸盐晶体沉淀关节腔内，造成关节肿胀变形。常发生于 30 岁以上男性并和家族史有关。

二、何谓高尿酸血症

嘌呤代谢物为尿酸，男性每 100ml 血液中尿酸值在 8.7mg 以上，女性 8.0mg 以上时，则称为高尿酸血症。

三、诱发急性痛风的可能原因

酗酒、暴饮暴食、饥饿、外伤、感染、手术、药物及放射线治疗等有关。

四、症状及危害

急性痛风	易发大脚趾、手指关节或足部关节、红、肿、热、痛无法行动
慢性痛风	多处关节有痛风石，硬、不规则，皮肤易破损，关节易畸形

五、饮食原则

1. 饮食

每天至少 2000ml 液体，多摄取低嘌呤、碱性食物，例如蔬菜。

食欲不佳时，需注意补充含糖液体，以避免身体组织快速分解，诱发痛风。

避免饥饿，因为饥饿使肌肉被分解，致尿酸排出，避免暴饮暴食、酗酒、食用肉汤高汤、高嘌呤食物或油炸食物等。

2. 避免使用阿司匹林类药物，以免妨碍尿酸排出。

3. 急性期

应去医院就诊，选择药物治疗。

4. 缓解期

促进身体活动，应酌量选择（表 5-1）食物，平时可多选（表 5-2）食物，少食高嘌呤食物（表 5-3）。

5. 维持理想体重

理想体重（kg）= [身高（cm）- 105] ± 10%

6. 痛风石的部位应注意保护皮肤，维持皮肤完整性。

表 5-1　（每 100g 食物含 0～25mg 嘌呤）

类别	食品
奶、蛋、豆、鱼、肉类	各种奶类及奶制品、各种蛋类、猪血、海参、海蜇皮等
五谷	米、麦、米粉、冬粉、面线、通心粉、麦片等
根茎类	玉米、马铃薯、甘薯、芋头等
油脂类	植物油及动物油
蔬菜类	白菜、菠菜、芥蓝菜、高丽菜、苦瓜、小黄瓜、冬瓜、丝瓜、胡瓜、茄子、胡萝卜、萝卜、青椒、洋葱、番茄、木耳、豆芽菜、腌菜等
水果类	各种水果
其他	瓜子、葡萄干、糖果、蜂蜜、果冻等

表 5-2　（每 100g 食物含 25～150mg 嘌呤）

类别	食品
奶、蛋、豆、鱼、肉类	绿豆、红豆、花生、豆腐、豆干、豆浆、鸡肉、猪肉（瘦）、牛肉、羊肉、鸡心、鸡肫、鸭肠、猪腰、猪肚、猪脑、黑鲳鱼、草鱼、鲤鱼、秋刀鱼、鳝鱼、鳗鱼、旗鱼、乌贼、虾、螃蟹、鲍鱼、鱼翅、鱼丸等
蔬菜类	清江菜、茼蒿菜、四季豆、豌豆、鲍鱼菇、海带、金针菇、银耳等
其他	花生、腰果、栗子、莲子、杏仁、枸杞等

表 5-3   （每 100g 食物含 150～1000mg 嘌呤）

类别	食品
奶、蛋、豆、鱼、肉类	黄豆、发芽豆、鸡肝、鸡肠、鸭肝、猪肝、猪小肠、牛肝、白鲳鱼、鲢鱼、白带鱼、乌鱼、鲨鱼、海鳗鱼、沙丁鱼、草虾、牡蛎、蛤蜊、干贝、小鱼干等
蔬菜类	豆苗、黄豆芽、芦笋、紫菜、香菇等
其他	肉汁、浓肉汤（汁）、鸡精及酵母粉等

〜 第十三节　帕金森病

帕金森病曾用名震颤麻痹，1817 年由英国詹姆斯·帕金森医生首先发表一篇记录此病的医学论文而命名。后为了纪念他的卓越贡献，改名为帕金森病。帕金森病是由于脑内被称作"黑质"的部位出现急剧功能退化，不能产生一种神经传导物质"多巴胺"，使得脑部指挥肌肉活动的能力受到不同程度的限制，大大阻碍了患者的活动能力。"死掉的"黑质细胞一旦超过 50%～80% 时，脑内其他参与运动控制的区域再也无法协同运作，此时患者的运动将变得凌乱而无法控制。

中国 55 岁以上人群的帕金森病标准化患病率约为 1%，意思是说在这个人群里，每 100 个人中将有一个是帕金森病患者。目前中国已有 200 多万的帕金森病患者，预测 2030 年这一数字可能升至 500 万，中国将成为世界上拥有帕金森患者口数最多的国家。

随着年龄的增长，我们都有可能成为那个百分之一。目前的治疗指南推荐，一旦诊断，应及早启动治疗。因此，如何自我识别帕金森病的早期症状，甚至如何认识自己所面临的发病风险，都显得十分必要。

一、需要警惕的症状

1. 震颤

震颤并非所有帕金森病患者必备的特点，但确是非常深入人心的症状，而且在本病中非常常见。但是，震颤的原因多种多样，药物、甲亢、焦虑等都可能表现为震颤。

帕金森病震颤的典型特点是，一侧上肢远端的静止性震颤，同时伴有震颤肢体的动作缓慢、不灵活。随着病程的进展，震颤常从一侧肢体向对侧肢体发展。我们常见以下 2 个问题：

（1）长期持物手抖是不是帕金森病

帕金森病震颤最需要鉴别的是特发性震颤。该病发病率很高，通常表现为持物时出现的震颤，比如端碗、用筷子夹菜、读报纸等，不伴随动作变慢是最主要的鉴别要点。

通常病史漫长，发展缓慢，来就诊时多数病

程以年计。约半数可以追溯到家族中的其他类似患者。

还有相当多的患者表现为摇头样的头部震颤。值得注意的是，特发性震颤的患者伴发帕金森病的机会是正常人的五倍。

因此，如果长期存在的震颤在最近发生了变化，比如程度加重、范围扩大或伴随动作迟缓，都应警惕是否合并了帕金森病的可能。

（2）我不抖为什么医生也诊断为帕金森病

帕金森病的表现多种多样，比较常见的两种类型叫震颤型和强直型。两类患者的临床表现既可重叠，也有侧重。所以，有震颤不一定就是帕金森病，没有震颤也不一定不是帕金森病，关键在于是否具有下面要说的核心症状。

2．动作迟缓

震颤的表现虽然夸张，但并非诊断的重点。动作迟缓才是帕金森病的核心症状。这里包括两层含义：

第一是速度减慢，患者早期常感觉患侧肢体变得笨拙不利，比如用菜刀切菜、用擀面杖擀面皮、刷牙等快速重复动作的能力变差。

第二是动作减少，走路时患侧下肢沉重、僵硬、拖拉感、上肢不会摆臂，有时迈出脚步时显得犹豫彷徨，不能说走就走。表情也变得呆板。有些患者觉得写字变得难看、字越写越小。出现上述情况之一，都应及时去医院就诊。

老年人随着年龄增长，动作变慢是自然衰老的表现，但是帕金森病的发病率也随年龄增长而提高。因此，如果家中老人近期出现明显的动作变慢、甚至反应变慢，都值得重视，需要就诊神经科进行专科的查体帮助鉴别。

3. 情绪低落

抑郁是帕金森病早期的表现之一，有人甚至将抑郁放在预测帕金森病的高度。有研究发现抑郁与帕金森病之间的关联可能超过20年，也就是说，在帕金森病运动症状出现前20年，抑郁可能已经作为本病的非运动症状悄然出现了。因此，或许把抑郁作为帕金森病的预警指标更为合适。对于老年人新近出现的抑郁，一定更加重视与帕金森病的联系，尽早去神经科会诊。

4. 睡眠障碍

这类睡眠障碍有一种特殊的表现：做噩梦、惊醒、喊叫、手舞足蹈，甚至打伤旁边的伴侣或者从床上掉下来，医学上称这种发生在睡眠特殊时期（快速动眼期）的现象为RBD（快速动眼期睡眠行为障碍）。

与抑郁相似，RBD与帕金森病的关联也十分密切，可以早于帕金森病临床表现十余年出现。也被定义为帕金森病的预警指标。

值得庆幸的是，并非所有RBD的患者最终都会发展为帕金森病，如何识别哪些患者可能转化是医学界正在研究的课题。但是，如果您已经出现了 RBD 表现，我们建议您定期去看神经科医生。

5. 便秘

便秘是帕金森病的危险因素已是学界的共识，有证据表明帕金森病的发病是从肠道开始的，建议尽早改善便秘。

六、家族史

以往帕金森病被认为是散发的退行性疾病，随着越来越多帕金森病致病基因的发现，遗传和环境因素成为目前公认的两大病因。同时，携带某些致病基因的人群成为帕金森病的易感人群。易感人群结合特定的环境因素暴露，如果出现了上面提到的抑郁、RBD、便秘，就可能成为高危人群，发病的风险大大提高。因此，这个人群将是未来最需要被发现、长期密切随诊并加以保护的人。

第十四节　痴　　呆

痴呆症，不仅仅是老年病，是由病程缓慢的

进行性大脑疾病所致的综合征。特征是多种高级皮层功能紊乱，涉及记忆、思维、定向、理解、计算、判断、言语和学习能力等多方面。记忆力衰退，性格转变，行为刻板，脾气暴躁，情感自控能力差、社交或认知的衰退，常与认知损害相伴随，但有时可早于认知损害出现。

一、痴呆症的病因

痴呆症表现有多种，有的人是认知功能有问题，有的人是语言有问题，而有的人是记忆力下降。引起痴呆的因素非常多，比如维生素、感染、代谢等。当可知的疾病被一一排除之后，那很有可能就和痴呆疾病有关了。

二、痴呆症的分类

好多人认为痴呆症就是"阿尔茨海默病"，其实，痴呆症是更加广泛的概念，"阿尔茨海默病"只是其中的一种，还有"额颞痴呆"、"麻痹性痴呆"等。

三、痴呆症的临床表现

1. 记忆缺损　常是最早的临床表现。

主要表现为学习新知识、掌握新技能的能力下降，遇到不熟悉的作业时容易感到疲乏、沮丧与激怒。其抽象思维、概括、综合分析和判断能力进行性减退。

2．情绪方面

早期呈现情绪不稳，在疾病演进中逐渐变性淡漠及迟钝。有时情感失去控制能力，变得浮浅而多变。表现焦虑不安，忧郁消极，或无动于衷，或勃然大怒，易哭易笑，不能自制。高级情感活动，如羞耻感、道德感责任感和光荣感受累最早。

3．人格障碍　有时可在疾病早期出现。

4．智能全面衰退至后期出现严重痴呆时，患者连日常生活也不能自理。

四、如何治疗痴呆症

痴呆症是一个慢慢恶化和发展的过程。到目前为止，没有药物能够有效地治疗它，因为对他的发病机制及认识并不明确。

医生们对于确诊的痴呆症无计可施、无药可救、只能是程度性地干预来减慢速度，延缓加重。但是在早期时，是有很多可治的因素，可是往往由于家属或者患者自己的疏忽没有及时发现、及时诊断、及时治疗，使得医生、患者、家属都陷入了痛苦的旋涡。

五、预防痴呆症的方法

预防痴呆症要采取中年行动，15 岁之前要有学校的教育指导，这对于降低痴呆的患病率是非常重要的。

痴呆症患者的内心世界是十分痛苦的，整天地苦恼自己很没用，常常自我否定、自我怀疑，他们的行为异常，与原来判若两人，偷东西、随地大小便、到处乱跑，这些行为让人感觉像是个坏人，或者是精神病或是抑郁症患者。其实，那是一种病理性的、持续性的病态。只是，你不知道他已经病了。也许，他自己也不知道。

身为职场的你，要有一双善于发现的眼睛去观察你的同事、家人、朋友，当他们的行为出现异常变化时，要多关注他们，如以前爱说话，现在不参与聊天了；以前很有礼貌，现在语言动作很粗鲁，也就是和他自己相比跟以前不同了。善意的提示，也许，你就是他的"大救星"。

按照现在的医疗手段，有些类型的痴呆症早期症状是可以治疗的，甚至可以享受正常人的生活，但是很多人很好面子，自尊心在作怪，诊断了就不去医院了，一直到傻了、痴呆了，才到医院，可就没希望了。

不管是老年人，还是年轻人，当有异常行为时，都应该到医院进行彻底地排查，对于痴呆症的病情评估不是简单地回答一些网上的题目就可以做专业判断的，那会误导你的。

Tips

阿尔兹海默病

"阿尔茨海默病"，近些年来最常被提及的一种痴呆症，很多老百姓对痴呆症的了解也是从阿尔茨海默病开始的，但由于接触的机会太少了，没有给予正确的认识，认为离我们很遥远，其实痴呆症有可能就在我们身边。

1901年，德国法兰克福有一位名叫奥古斯特·登特的女性，她无缘由地猜忌自己的丈夫，慢慢地开始出现记忆障碍，分不清方向，记不住回家的路，并胡言乱语起来。于是她被送去了精神病院，在那里遇见了她的主治医生爱洛斯·阿尔茨海默。

阿尔茨海默详细地记录了对她的第一次问诊。由此奥古斯特成为了第一个被详细记载的阿尔茨海默病患者。在1906年，这位女性去世了，阿尔茨海默医生对奥古斯特进行尸检发现了她大脑的神经病变。

阿尔茨海默在一次科学会议上报告了奥古斯特的病例，并展示了他的观察结果，然而并没有得到广泛关注。1910年，人们将该病命名为阿尔茨海默病，整个医学界仍没有对这种严重影响生活质量的疾病，投以更多的关注。直到1980年后，这项重大的发现才得到应有的重视。

〰 第十五节　癌　　症

癌症的死亡率，在许多地区高居十大死亡原

因之首位，对生命之危害至为严重，大家谈癌变色。究其原因，实系大家缺乏防癌知识和其预防方法及未能事先作定期健康检查。待症状明显，器官遭到破坏时，再去治疗，为时已晚。所以预防检查及平时的注意，最为当务之急，非常重要。据专家研究初期癌症如能早日发现，迅速给予治疗，即可遏阻蔓延。

一、癌症的预防

1. 预防肿瘤的基本饮食

（1）吃食物不可太快，太饱，不反复吃同类食物。

（2）多食含适量维生素 A、B、C、E 的食物，如肝、蛋、奶和胡萝卜，增加体内的维生素，可抑制癌细胞的繁殖，减少肺癌的发生。

（3）选择富含各种蔬菜和水果、豆类、菌类以及粗加工的含淀粉食物，每日食用不同品种的蔬菜和水果达 400 ~ 800g，每日食用多种谷物，豆类，薯类达 600 ~ 800g。

（4）多吃含粗纤维的食物，如胡萝卜，芹菜等蔬菜，可减少直肠癌的发生。

（5）最好食用鱼、家禽等的肉类，牛、羊、猪肉的摄入量每日宜在 80g 以下。

（6）限制脂肪的摄入，尤其是动物脂肪，可选用适量的植物脂肪，降低直肠癌的发病率。

（7）合理进食能提高人体免疫功能的滋补品，如人参、蜂王浆等。有直接抑癌的功效。

（8）少用辛辣调味品，如花椒、肉蔻、茴香等，过量食用可能促进癌细胞的增生，从而加速癌变。

（9）少喝酒及含酒精的饮料，不饮用烈性酒（一天红酒100ml以下），3.6%的癌症与饮酒相关，少量饮酒可保护心血管，但大量饮酒对人体有害无益，可能增加乳腺癌、喉癌、口腔癌、食管癌等癌症的风险。

（10）不食用霉变的花生米、黄豆、玉米、油脂等粮油食物。

（11）不食用烧焦，发霉的食物，少吃腌制食品、亚硝酸盐处理的肉类，熏制食品及泡菜，或化学污染的致癌食物，减少胃癌的发生。

（12）不食用太咸的食物，不食用太凉或太热的饮食。

（13）食物中的添加剂、农药以及其他残留物的水平控制在安全限量以下，并有一定的监督管理。

2. 预防肿瘤的生活方式建议

（1）适量口服钙剂，至少700mg每天，可以降低结直肠癌风险，但如过量服用，每天大于2000mg，那就会增加前列腺癌风险。

（2）不吸烟，吸烟增加肺癌发病率10~20倍，90%的肺癌死亡均与之相关。

（3）减少对放射线的接触。

（4）避免强烈的阳光暴晒。紫外线过量接触可能增加皮肤鳞状细胞癌和基底细胞癌风险，如果晒出水泡就更加危险。上午 10 点至下午 3 点阳光毒烈，一定注意避免接触。

（5）足够的休息睡眠，避免过度疲劳。

（6）避免在可能致癌的环境下工作与居住。

（7）不食用营养补充剂，不要随便服用激素或不必要的药物。

（8）定期接受健康检查。很多早期癌症均可根治，因此早期发现癌症，治疗癌症十分重要。如长期不体检，当身体报警时再就诊可能会拖延就诊时机。

（9）妇女定期做子宫颈脱落细胞学检查。

（10）注意个人卫生，如性器官及口腔卫生。

（11）适当的运动，多摄取氧分，增加体内淋巴细胞解毒及破坏癌细胞的能力。避免体重过轻或过重，体重过重也导致多种癌症风险增加。如果所从事的工作体力活动量较低，每天宜快走或做类似的活动 1 小时，每周应有 1 小时的剧烈活动。对于不吸烟的人群来说，适度的活动是防癌的最好措施。

（12）保持心情愉快，情绪安定，更不要有"恐癌"情绪。

（13）身体有异常时，如不正常出血、分泌物、肿块、溃疡、声音沙哑、消化不良、食欲减退、疼痛、耳鸣、呕吐及进行性体重减轻等，应立即请教专科医师。

（14）多种病原体感染，如HPV、HCV、HTLV-1、HIV、HBV、EBV和幽门螺旋杆菌感染均与多种癌症相关。减少病原暴露，定期监测，接种HPV疫苗，如果有宫颈病变及时治疗，防止HIV感染均对预防癌症有益。一些致癌病毒为性传播途径，因此避免危险性行为也是防癌的手段之一。

Tips

防癌要诀

口腔：定期检查，很容易发现。
肺：不吸烟是防止肺癌的最好方法。
皮肤：不暴晒，注意痣、疣变化。
直肠：40岁以上者，每年检查一次。
乳腺：每月自我检查，早发现早治疗。
子宫颈：每年检查一次，迅速简单无痛。

3. 癌症的十二信号

鼻咽癌	耳鸣、耳塞、重听、鼻塞、偏头痛、流鼻水、鼻涕带血
肺癌	无理由的久咳、痰有血丝或带有血块
口腔癌	口腔内不明原因肿块、白斑、溃疡、出血或麻木
喉癌	哑嗓或变音长期不愈
食管癌	消化不良，吞咽困难，体重减轻

续表

胃癌	胃部不适，食欲减退，对食物喜好发生变化
肠癌	大便习惯改变，有时腹泻或便秘；腹泻、便秘交替，便中有血或黑色粪便
肝癌	右上腹疼痛、全身虚弱、腹水、肝大发硬、黄疸
膀胱癌	尿量少、腹痛、尿中带血、尿径小、排尿困难
子宫癌	不正常出血或分泌物、有恶臭
乳腺癌	乳房发生肿瘤或硬块
皮肤癌	溃烂长久不愈，瘊或痣的大小和颜色有了变化

二、肿瘤筛查项目表

如果检查结果有异常，则应进一步就诊：

疾病	特点	可考虑的体检项目	体检实现级别
乳腺癌	女性肿瘤第 1 位	钼靶、超声、触诊	容易
肺癌	恶性肿瘤第 1 位	低剂量胸部 CT	较易
甲状腺癌	女性多于男性，上海较高发	超声、甲状腺球蛋白	容易
肝癌	我国发病率第 4 位，死亡率第 2 位	AFP、乙肝检查、超声、CT	容易
胃癌	我国发病率第 2 位，死亡率第 3 位	胃镜	侵入性检查

续表

疾病	特点	可考虑的体检项目	体检实现级别
结直肠癌	我国发病率第3位	便潜血、问卷调查。最重要的确诊手段为肠镜；直肠指诊对于直肠癌的诊断具有重要意义	便潜血及问卷调查容易实现；肠镜为侵入性检查
子宫颈癌	三大妇科肿瘤中发病率第1位	妇科查体、宫颈脱落细胞学、HPV	容易
卵巢癌	三大妇科恶性肿瘤中发病率第3位，死亡率第1	彩超，CA125	容易，无创
子宫内膜癌	三大妇科恶性肿瘤中发病率第2位	彩超，确诊靠子宫内膜活检	容易
食管癌	我国河北、河南、山西、福建高发	胃镜	侵入性检查
胰腺癌	全世界发病率排在第13位	彩超，CA199	容易
膀胱癌	泌尿肿瘤排名第1位	超声，确诊主要依靠膀胱镜	超声容易，膀胱镜为侵入性检查
肾癌	约占成人恶性肿瘤的2%~3%	超声，CT	超声容易
前列腺癌	在我国发病率呈上升趋势	PSA、直肠指诊、超声	容易
其他应重视的症状	皮肤溃疡、糜烂、异常黑痣、淋巴结肿大、呕吐、胸闷、干咳、咯血、头痛等		

14 种癌症常用体检间隔时间

疾病	常用体检间隔时间
乳腺癌	高危人群 20 岁开始； 普通人群：40～49 岁 / 每年 1 次；50～69 岁 /1～2 年 1 次；70 岁以上 / 每 2 年 1 次； 有遗传易感因素者尤其应重视体检
肺癌	55～74 岁，吸烟史 30 包 / 月（例：每天吸烟 1 包，吸烟史 30 年），未戒烟或戒烟不足 15 年，每年 1 次
甲状腺癌	常规体检时可考虑，超声有异常者 3 个月～1 年复查
肝癌	35 岁以上的慢性乙肝患者，每 6 个月查彩超及 AFP，35 岁以前的乙肝患者也应重视体检
胃癌	有症状者检查；有家族史、慢性胃炎、胃溃疡或有不良饮食习惯（烧烤、腌制、大量饮酒等）可考虑检查或咨询医生。
结直肠癌	对于便潜血阳性者及问卷调查确认为高危者，应行肠镜检查； 便血者或有相关症状者（比如排便习惯改变）需查肠镜； 对于遗传性结直肠癌家族成员，应每 1～2 年行肠镜检查 1 次，检查年龄视具体情况而定
子宫颈癌	有接触性出血者应就诊； 21～29 岁：每 3 年 1 次宫颈脱落细胞学检查，异常者查 HPV，HPV 阳性者遵医嘱治疗及随诊； 30～65 岁：每 3 年 1 次宫颈脱落细胞学筛查或者每 5 年 1 次联合筛查。HPV 阳性者遵医嘱治疗及随诊 ＞65 岁：10 年内 3 次宫颈脱落细胞学筛查阴性或 2 次联合筛查阴性，且 20 年内没有 CINII 以上的女性，停止筛查

续表

疾病	常用体检间隔时间
卵巢癌	绝经后出血、月经不调者应就诊； 有遗传易感因素者应重视体检； 常规体检时可行超声检查
子宫内膜癌	绝经后阴道流血或未绝经者异常阴道出血应就诊； 常规体检时可行超声检查
食管癌	有症状时检查； 有家族史、高发地区或有不良饮食习惯（烧烤、腌制、大量饮酒等）可考虑检查或咨询医生； 食管癌主要症状为进行性吞咽困难
胰腺癌	彩超可能漏诊； 肥胖、高脂饮食、缺乏体力运动者需重视
膀胱癌	最常见症状无痛性肉眼血尿； 常规体检时可行超声检查
肾癌	最常见症状无痛性肉眼血尿； 常规体检时可行超声检查
前列腺癌	常规体检时可考虑

比较有价值的肿瘤标志物：

注：肿瘤存在的情况下，肿瘤标志物可能正常

CEA	最常用的肿瘤标志物，其升高与消化道肿瘤、肺癌等有关
AFP	肝癌、生殖系统肿瘤可升高
CA199	消化系统肿瘤标志物，胰腺癌升高多见
PSA	前列腺癌特异性标志物

续表

| CA153 | 乳腺癌升高多见 |
| CA125 | 卵巢癌升高多见 |

三、有效的癌症筛查

2017 年美国癌症报告显示，过去 20 年间，美国癌症总体死亡率下降了 25%，而其中癌症筛查的推广功不可没。

以宫颈癌为例，美国过去半个世纪宫颈癌死亡率一路下降，成效亦得益于 Pap test（宫颈涂片）和 HPV（人乳头瘤病毒）检查的普及。

而乳腺癌、结直肠癌的筛查开展，也有效提高其早期检出治疗的比率。那么，筛查是否对所有癌症都有用呢？当然不是。每个癌症都不同，不能一概而论。

1. 在解答有关肿瘤筛查的问题前，我们需要先明确一个概念，什么是肿瘤筛查

所谓"筛查"，是指在有症状之前进行体检，提前发现某种疾病。在美国，一种检查方法用于临床癌症筛查必须同时具备以下几点：

（1）有效性及特异性，可以相对灵敏地发现某种癌症以及癌前病变；

（2）安全性，没有明显副作用；

（3）可操作性，经济方便，可以用于大量人

群的筛查。在此基础上，还需要有多年研究数据的支持，如何解读筛查结果，制定筛查频率，以及治疗方法。

所有这些都需要定期回顾，及时调整。能够满足上述条件，才能称得上明确意义的肿瘤筛查。

2. 哪些癌症有明确的筛查方法呢

在美国，疾病控制预防中心（CDC）推荐遵循 USPSTF 制定的指南进行筛查。什么是 USP-STF？即美国预防医学工作组（U. S. Preventive Services Task Force）。他是一个成立于 1984 年的独立组织，由全美知名的疾病预防和循证医学专家组成，主要提供疾病预防筛查方面的指导。1998 年，经国会授权，其被美国医疗研究和质控部门接管。每年向国会报告，除了推荐疾病筛查指南之外，还汇报发现的疾病预防服务中的漏洞，并且建议需要优先解决的问题。

以下 4 种癌症，CDC 和 USPSTF 有明确的筛查指南。

（1）乳腺癌

1）适用人群：① 50~74 岁的有普通风险的女性，每 2 年做一次乳房 X 线造影检查。② 40~49 岁的女性建议跟医生共同讨论，考虑患者的家族史、个人风险、权衡利弊后一起做决定。

2）筛查手段：① X 线钼靶造影（mammography）：研究已经证明常规的 X 线造影可以降低死于乳腺癌的风险。②核磁共振（MRI）：磁共振一般跟 X 线造影一起使用。因为有些时候 MRI 会有一些假阳性，所以只适用于高风险的人群。

（2）宫颈癌

1）适用人群：21 ~ 65 岁的女性。

2）筛查手段：宫颈涂片（Pap smear）和 HPV 检测。这 2 项筛查可以有效地发现早期病变，及时干预，阻断癌症的发展。

（3）肺癌

1）适用人群：必须同时满足以下 3 个条件：①重度吸烟史（有具体标准）。②现在仍在吸烟或者是在过去 15 年内戒烟。③ 55 ~ 80 岁之间。

2）筛查手段：低剂量螺旋 CT。

肺癌的筛查有更为严格的控制，主要因为以下几个因素：①筛查可能会有假阳性，也就是说一个本身并没有癌症的人被诊断为患有癌症。②有可能引起过度诊断进而导致过度治疗。③重复多次的低剂量 CT 有可能导致健康人患癌。④最好的降低肺癌风险的方法不是筛查，而是戒烟并且避免二手烟。肺癌筛查绝对不能代替戒烟。这一点无论怎样强调都不过分。

美国肺癌死亡率的下降，跟 60 年代开始的控烟运动、公开场合全面禁烟、提高烟草税等努力密切相关。

如果你不在乎自己，那是否能够做到不给你的孩子制造二手烟呢？

（4）结直肠癌：几乎所有的结肠癌都是从癌

前病变经历十几年发展而来的。筛查主要是发现并去除这些癌前病变，进而阻断可能的癌症。结直肠癌的早发现、早治疗效果也很好。

1）适用人群：常规的筛查从 50 岁开始，不分男女。筛查对预防结肠癌至关重要。推荐所有 50～75 岁的人群接受筛查。76～85 岁，需要跟自己的医生商量共同进行。

以下人群建议在 50 岁之前就开始筛查：①自己或者直系亲属有过息肉或者是结肠癌。②患有炎性肠道疾病，比如说溃疡性肠炎或者克罗恩肠炎。③患有 APC 或者 HNPCC 综合征。

2）筛查手段：多种筛查方法并行，其中最重要的是肠镜，至少每 10 年做一次。

3．没有明确筛查指标的肿瘤怎么办

对于卵巢癌、前列腺癌、肝癌和胃癌等常见肿瘤，虽然有一些检查方法。但是，目前的检查手段并不能灵敏、特异地早期诊断，也不能有效地降低这些癌症导致的死亡率，所以不推荐作为医疗常规使用。

某些癌症（乳腺癌、宫颈癌、肺癌、结直肠癌）可以有效筛查，早发现、早治疗，会取得很好的治疗效果；而更多的癌症，尚没有有效的筛查手段；这些肿瘤，就需要临床医生根据自己的经验，对高危人群进行进一步的检查。而对于一般风险人群，不需进行额外特殊检查。

癌症筛查，因癌而异，因人而异。

第十六节　乳　腺　癌

一、妇女常见的癌症

乳腺癌是妇女常见的癌症，得了癌症之后，一般妇女都会紧张、恐惧、悲伤、惶恐、甚至生气，怨天尤人、放弃求生意志等，其实乳腺癌并不可怕，只要早期诊断，早期治疗，治愈率是很高的。

二、乳腺癌自己可以发现

乳腺癌并不像肝癌、胃癌等发生在内脏之肿瘤，一旦发现往往已经太迟，他位于体表，可以触摸得到，检查又方便，只要平时多注意自己的状态，每月定期自我检查，注意乳房是否有小肿块、变形、凹陷、腋下淋巴结有无异常，肿大，乳头是否有不正常分泌物、糜烂等征兆，就可早期发现，及早治疗。

三、发现乳房异常前往医院就诊

在乳房自我检查时，发现任何异常现象，应

立即前往医院外科做进一步检查。目前乳腺癌的诊断及治疗非常进步，早期发现，早期治疗，几乎百分之百可以治愈。

四、做好乳房自我检查为生命把关

早期的诊断治疗，不但可使乳腺癌治愈的概率大为提高，且如治疗状况良好，乳房在外观上亦不会有太大的改变。因此，千万不可忽视乳房检查的重要性。

五、检查时间

1. 一般妇女
生理期后的一周内实施。
2. 停经或更年期妇女
每月固定一天实施。

六、乳癌体检的相关检查项目及意义

外科指诊	结合病史作初步诊断
实验室检查	取血查 CA153，是乳腺癌的筛查指标
红外乳透室检查	根据透照阴影的深浅、边界及血管的分布情况可以鉴别出良恶性肿瘤、增生和囊肿等不同乳腺病

续表

外科指诊	结合病史作初步诊断
乳腺 B 超	能准确测定肿块大小，对乳腺增生与其他病变做出初步鉴别
钼靶 X 线摄影	它可以区别乳房内各种密度的组织，发现较小的肿块，并且可较为清晰的观察肿块的形态和结构，对乳腺病变的检查率较高

七、乳房疾病相关知识宣教

乳房的自我检查：通常来说，每月检查乳房一次已经足够。最适合的时间是在生理期之后 7 天进行；已绝经的妇女，可定每月的第一天定期检查；切除子宫接受激素代疗法的妇女，则和就诊医生商讨检查日期；若因患癌而一侧乳房已切除的妇女，则应对切口的周围加倍留意，并经常检查另一侧乳房，以防病变。现将乳房自检的方法介绍如下：

1. 站立镜前观察乳部

两手放松垂下，两手撑腰收紧胸部肌肉，两手高举过头，两手放松垂下，上身向前微倾。

在上面的每一个姿势，留意观察看双乳外形及形状，皮肤及乳头的颜色，肌肉组织有无改变，乳头有无分泌物流出。

2. 平卧或侧卧来按压

按压范围包括所有胸部组织，由腋下开始延

伸到乳房下的肋骨，横至前胸骨，向下经过锁骨，然后横过前肩，回至腋下。按压时，先用左手按压右乳房，接着用右手按压左乳房。

乳房较小的妇女可用平卧姿势；乳房较大的妇女可用侧卧姿势；从腋下开始。

3．用指尖按压

按压乳房时，用示指、中指及无名指三个手指头，在乳房组织上作小圈圈的动作，做小圈圈的动作时，指尖要紧贴皮肤，不要抬高。

4．用不同程度的压力按压按压乳房的每一部位时，要用不同程度的压力，先用轻微的压力做小圈圈的动作来按压，再用中等压力，然后加压力，直到手指触摸到肋骨。

5．按摩乳房的方式

用指尖作小圈圈的动作，先从腋下开始，向下按压至肋骨，跟着向内移动一指位，往上按压至锁骨，再向内横溢一手指位，向下按压，直到摸到肋骨，如此一行上一行下的按压，用10至16直行方式，将前胸完全按压一遍。

6．检查乳房及腋下

挤压乳头，留意有没有分泌物流出。

7．练习时有医务人员指导

学习做乳腺自我检查时，最好有医务人员在旁边指导，确定方法是正确的。多练习能增加自己检查的信心。每一位妇女应有一个乳房保健计划，包括：

（1）20 岁以上妇女，每月做自我检查。如发现有什么改变，立即找医生诊治。

（2）定期让医生检查乳房，20~39 岁妇女应每 3 年检查 1 次；

（3）40 岁以上妇女应每年接受检查。

（4）乳房 X 线摄片检查（钼靶），40~49 岁妇女应每 1~2 年接受 X 线检查一次；

（5)50 岁以上妇女应每年接受 X 线检查一次。

八、乳房相关疾病

一般妇女的乳房疾病大多出现局部肿块，其中极大部分是乳腺囊性增生病，小部分是良性的乳房肿物，很少部分才是恶性乳房肿瘤。

1. 乳腺囊性增生病

该病亦称"乳腺小叶增生"，是妇女的常见病。好发年龄为 30~50 岁。该病既非炎症，也非肿瘤，是乳腺导管和小叶在结构上的退行性和进行性变化，发病与激素调节障碍有关（一般雌激素量相对增多）。

临床表现：突出表现为乳房肿痛和乳房肿块。具有周期性，生理期前 3~4 天更甚，生理期胀痛可减轻。乳头与皮肤和胸肌无粘连，可被推动，腋淋巴结不肿大。

治疗：目前尚无有效的治疗方法。可用激素治疗（在医生指导下使用）。

与乳腺癌的关系

一般认为该病与乳腺癌的发生无直接相关性，仅有很小部分囊性增生病，其组织病理切片发现有导管上皮细胞增生显著，则有癌变可能。请遵从医嘱进行随访、复查。

2. 乳腺纤维腺瘤

该病是乳腺小叶内纤维细胞对雌激素的敏感性异常增高而引起。雌激素是本病发生的刺激因子，故该病好发于卵巢功能期。乳房外上象限多见，大多数为单发，除肿块外，一般无明显自觉症状，增大缓慢，表面光滑，易推动。生理期期间与肿块无明显关系。手术切除是唯一有效的方法。

3. 乳管内乳头状瘤

该病多见于经产妇，40～50岁为多见。大多易出血。一般无自觉症状，常因乳头溢血污染内衣而注意。溢脓可血性、暗棕色、黄色。肿块小，不易触及。该病一般为良性，但恶变率6%～8%。治疗以手术为主。

4. 乳房叶状囊肉瘤

该病较少见，是一种进行性增大的恶性肿瘤。多见于绝经期妇女，表现为乳房肿块，体积较大、界限清楚、皮肤可见静脉曲张。一般为手术治疗。

5. 乳腺癌

乳腺癌是发生在乳房上的恶性肿瘤。一般早

期无症状，可表现为无痛性乳房肿块或乳房血性溢脓。

该病的高危因素有：有乳腺癌家族史（姐妹、母亲）有乳腺其他良性病史，乳腺组织增生者；长期多次接受 X 线；肥胖；月经初潮年龄小或绝经年龄晚；长期的精神压抑或剧烈精神刺激等。

治疗：乳腺癌以综合治疗为主（包括手术、放疗、内分泌治疗等）。早期乳腺癌的治疗效果比较满意；中晚期疗效较差。所以乳腺癌的早期诊断十分重要，学会自我检查是早期发现乳腺癌的最有效方法之一。

6. 何种情况应及时找医生

在乳房自我检查时，若发现下列情况：乳房或腋下有肿块，且无周期性变化；乳头有溢液；乳头或乳房皮肤有凹陷、皱缩、隆起等变化；请尽早到医院由乳腺专科医生诊视，并请遵从医嘱进行必要的检查、治疗和定期随访。另外，第一次发现乳房肿块后，最好及时请乳腺专科医生检查一次，然后进行规律的自我检查，有变化时尽早到医生处复诊。

第十七节　子宫肌瘤

子宫肌瘤是女性生殖器官中最常见的良性肿

瘤，主要由平滑肌和结缔组织构成，又称为"子宫纤维瘤"。确切病因不清，多认为可能与长期和过度的雌激素有关。肌瘤多生长在子宫体部，少数生长于子宫颈部。当肌瘤增大或瘤体内发生栓塞时，易发生变性。多见于 30~50 岁妇女。

临床症状与肌瘤生长的部位、大小有关。月经改变为最常见的症状，出血多时可伴有不同程度贫血。其他症状还有压迫症状和腹痛等。

一、月经增多

多发生于黏膜下及肌壁间肌瘤，表现为月经过多、经期延长或不规则阴道流血。引起流血增多的主要原因是子宫内膜面积增大，因雌激素作用导致子宫内膜增生，肌瘤妨碍子宫收缩，并影响血液循环而使内膜充血。

二、下腹部包块

当浆膜下或壁间肌瘤增大超越盆腔时，患者多能自己扪及包块，可伴有下坠感。

三、压迫症状

压迫症状在生理期前期较显著，此乃子宫肌

瘤充血肿胀之故。多发生于子宫颈肌瘤或为子宫体下段肌瘤，因肌瘤增大充满骨盆腔压迫周围脏器而引起。

肌瘤向前生长可压迫膀胱，出现尿频或排尿困难、尿潴留等；当肌瘤向两侧生长，则形成阔韧带肌瘤，可压迫输尿管引起输尿管或肾盂积水、肾盂肾炎，生长在子宫后壁的肌瘤可压迫直肠，引起便秘，甚至排便困难。

如压迫盆腔血管及淋巴管可引起下肢水肿。

四、疼痛

疼痛比较少见，表现为腹痛者约占 40%，腰酸者占 25%，痛经者占 45%。亦有患者表现为下腹坠胀感或腰背酸痛，程度多不严重。疼痛乃肿瘤压迫盆腔血管，引起淤血，或压迫神经，或有蒂的黏膜下肌瘤可刺激子宫收缩，由宫腔内向外排出所致宫颈管变宽大而疼痛，或肌瘤坏死感染引起盆腔炎，粘连、牵拉等所致。

如发生于妊娠期子宫肌瘤红色变性或感染时，可引起较剧烈的腹痛并伴有发热。子宫浆膜下肌瘤蒂扭转或子宫轴性扭转时亦产生急性剧烈腹痛。大的浆膜下肌瘤向阔韧带内生长，不仅可压迫神经、血管引起疼痛，而且还可压迫输尿管引起输尿管或肾盂积水而致腰痛。

凡痛经剧烈且渐进性加重者应考虑子宫肌瘤并发子宫腺肌病或子宫内膜异位症等所致。

五、对妊娠及分娩的影响

浆膜下肌瘤一般不影响受孕，当位于子宫角的壁间肌瘤压迫输卵管间质部以及黏膜下肌瘤引起子宫内膜感染，肌瘤并发子宫内膜增生时，均可引起不孕。

文献报道约 30% 子宫肌瘤患者不孕。不孕可能是患者就诊原因，而在检查时发现存在着子宫肌瘤。

子宫肌瘤引起不孕的原因是多方面的。自然流产率高于正常人群，其比例为 4∶1。若能受孕，有时可因供血不足或宫腔变窄而妨碍胎儿发育，引起流产及早产。

当妊娠足月时，尚可因宫腔变形至胎位不正，且肌瘤可妨碍宫缩，引起难产及产后出血等。

六、白带增多

白带增多占 41.9%。子宫腔增大，子宫内膜腺体增多，伴有盆腔充血或炎症均能使白带增加，当黏膜下肌瘤发生溃疡、感染、出血、坏死时，则产生血性白带或脓臭性白带，量可很多。

七、贫血

长期出血而未及时治疗者可发生贫血。严重贫血（60g/L 以下）能导致贫血性心脏病，心肌退行性变。

八、子宫肌瘤的治疗方法

子宫肌瘤的处理应考虑肌瘤大小及部位、有无症状、患者年龄及对生育的要求、发展速度等。治疗方法分保守治疗和手术治疗。保守治疗主要是观察，适用于肌瘤不大、患者接近绝经期、月经不多、无不规则阴道出血者。

观察期间要定期行妇科检查和超声检查，注意肌瘤发展速度，一旦出现手术指征时应手术治疗。手术治疗适用于肌瘤大小相当于妊娠 8 周或以上，月经过多导致贫血，黏膜下肌瘤或可疑肌瘤变性等。方法有肌瘤剥除、黏膜下肌瘤切除、子宫次全切除、全子宫切除术。

手术途径有开腹及近年来普遍开展的腹腔镜微创手术。腹腔镜手术切口小，盆腔粘连形成少，术后恢复快，多数患者手术次日可下地行走、进食，伤口疼痛轻，术后发热少，住院时间短。一般术后 48 小时就可出院。

■ 第十八节　痛　　经

一、痛经是女性普遍存在的问题，痛经分以下两种

原发性痛经，也就是没有器质性病变的经期腹痛。

继发性痛经，是因为疾病造成的，往往比前者更严重，可能伴随其他问题，比如不孕、月经改变。

二、导致痛经的疾病有哪些

包括慢性炎症或者既往手术会造成瘢痕粘连以及盆腔充血，子宫内膜异位、子宫腺肌病。

三、不同病因导致的痛经表现也不同

1. 慢性炎症或者既往手术造成的，表现为下腹部坠胀、疼痛及腰骶部酸痛。除了生理期，在劳累、性交后也会疼痛。

2. 子宫内膜异位症引起的疼痛多位于下腹深部及直肠区域，以盆腔中部为多，也可以牵涉到

盆腔两侧和骨盆壁。

3. 子宫腺肌病引起的疼痛多伴有经量增多，经期延长，并且呈进行性加重，经常从生理期前1周就开始，至生理期结束。

4. 子宫肌瘤通常不会引起经期腹痛，如果浆膜下肌瘤扭转会引起急性腹痛，肌瘤红色变性时会引起腹痛，经期加重。

四、如何判断痛经的原因

1. 病史很重要，医生通常需要了解以下情况：

（1）月经初潮是什么时候？

（2）痛经多少年了？

（3）疼痛表现，是阵发性还是持续性？轻微还是严重？是否需要药物治疗？

（4）随着时间推移，痛经越来越重还是越来越轻？

（5）是否有过盆腔炎？

（6）是否做过手术？

2. 了解病史后，还需要做盆腔检查来判断盆腔有无触痛性结节或子宫旁有无不活动的囊性包块，判断有无炎症或粘连。但是盆腔检查很少能明确诊断，多数需要以下辅助检查才可以明确：

（1）B 超

（2）抽血检查（中、重度内膜异位症，血清CA125 可能升高）

（3）腹腔镜检查

五、继发性痛经该如何治疗

1. 因为继发性疼痛往往比较严重，普通治疗不一定奏效，通常需要药物治疗：

口服避孕药	轻度盆腔子宫内膜异位症使用此方法能减轻疼痛，也能预防子宫腺肌病加重
促性腺激素释放激素激动剂（GnRH-α）	用于盆腔子宫异位症
抗生素	盆腔炎症引起的痛经可以使用
中药治疗	慢性盆腔炎引起的疼痛
使用含孕激素的宫内节育器（曼月乐）可以造成子宫内膜脱落和萎缩，既可以治疗痛经，又能起到避孕的作用	

2. 除了药物，还有手术治疗。最常见的是腹腔镜，目的就是切除病灶。但有些严重的痛经可能需要切除子宫，甚至双侧输卵管、卵巢。

六、其他

痛经虽然多数是原发性的，也就是说没有器质性病变，但有些痛经（继发性痛经）跟疾病有关。所以一旦有痛经，请及时到医院就诊，排除器质性病变，以便早期治疗。否则等到严重的时候再去治，治疗效果不好，还会引起不孕、长期慢性疼痛、月经改变，甚至需要手术切除子宫。

第十九节 便　　秘

一名冠心病合并糖尿病患者，晨起上厕所时因便秘过度用力，突然心脏病发作晕倒，在急救医生赶到之前，已经停止了呼吸。

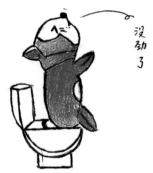

对于老年人和心脑血管病患者，便秘可是导致猝死的重要诱因之一。例如便秘的高血压患者，排便时如果用力过猛，血压会突然飙升而导致血管堵塞或破裂，发生脑出血或脑梗死。便秘的冠心病患者也一样，会因为用力过猛而诱发心绞痛，心律失常甚至是心梗。

一、便秘常见的原因

1. 器质性因素
（1）肠管肿瘤、炎症等引起的肠腔狭窄或

梗阻。

（2）直肠，肛门病变，如直肠内脱垂、痔疮、盆底松弛等。

2. 全身性因素：

（1）内分泌或代谢性疾病，如糖尿病、甲状腺功能低下等。

（2）系统性疾病如硬皮病、红斑狼疮等。

（3）神经系统疾病如中枢性脑部疾患、脑卒中等。

（4）神经心理障碍。

（5）肠管平滑肌或神经源性病变。

（6）结肠神经肌肉病变，如假性肠梗阻等。

3. 药物性因素

铁剂、阿片类药、抗抑郁药、抗帕金森病药、钙通道拮抗剂、利尿剂以及抗组胺药等。

4. 功能性因素

（1）进食量少或食物缺乏纤维素或水分不足，对结肠运动的刺激减少。

（2）因工作紧张、生活节奏过快、工作性质和时间变化、精神因素等干扰了正常的排便习惯。

（3）结肠运动功能紊乱所致，常见于肠易激综合征，除便秘外同时具有腹痛或腹胀，部分患者为便秘与腹泻交替。

（4）老年体弱、活动过少等。

二、怎样缓解便秘

改善饮食习惯	少吃油炸食品，多吃富含膳食纤维的食物，如粗制面粉、糙米、玉米、芹菜、韭菜、菠菜和水果等
补充水分	每天早晨空腹时最好能饮一杯温开水或蜂蜜水，以增加肠道蠕动，促进排便；日常也应该多喝水，不要等口渴时才喝水
适当运动	多做腹肌锻炼，不适合进行剧烈运动的老人，每晚睡前按摩腹部，或用手指按压足三里等穴，能促进肠蠕动
合理用药	抗便秘药物不宜长期应用，否则会引起耐药性、依赖性和结肠病变
心理因素	保持好的心情。不要因为便秘而烦躁，郁闷，而是积极面对解决
排便习惯	晨起或用餐后最易排便，选择适合自己的时间，不管有无便意、能否排出，都定时、有规律地蹲厕所、长期坚持便可形成定时排便的好习惯。每天如厕不超过 5 分钟，不要养成一边排便一边看手机或看报纸的习惯
其他	必要时使用肠道水疗机帮助患者解决便秘问题

▓ 第二十节　头　　痛

病例：

今年 30 岁的王小姐有多年头痛的毛病，每个月生理期前或生理期都要痛几天，有时候熬夜也会头痛。头痛发作时她就吃一片止痛药，然后拉上窗帘，静静地躺在床上休息，不能活动，心情烦躁，有时还会吐，睡一整天第二天起床就会舒服一些。因为头痛，她去很多医院都做了检查，却从来没有查出什么问题。现在王小姐准备怀孕了，她很焦虑，怀孕期间头痛怎么办，会不会越来越重，孕期能不能吃止痛药？带着这些问题，她再次来到医院，听医生怎么说。

每个人一生中都会经历一次头痛，这句话说得一点不夸张。2008～2009年，国内学者也对中国头痛的患病率做了调查，结果显示，头痛的年患病率为28.5%，女性患病率高于男性，其中以原发性头痛为主。

一、什么是原发性头痛

目前头痛的国际分类主要为原发性头痛和继发性头痛，原发性头痛包括偏头痛、紧张性头痛、丛集性头痛与其他三叉自主性头痛。继发性头痛多能通过检查明确病因，而原发性头痛通过现有的医学检查手段很难查出异常。

1. 为什么会偏头痛呢

（1）典型的偏头痛有相对明显的诱因，比如情绪低落、睡眠过多或过少；

（2）所处环境：吸烟者过多而导致烟雾缭绕

的地方、空间密闭、空气不流通的地方，如绿皮火车车厢；

（3）换季（尤其秋至冬）、较剧烈的活动之后等；女性生理期、服用某些药物或特殊食物或饮料。

（4）无论成人还是儿童，没有明显的诱发因素也是可以"偏头痛"的。

2. 头痛类型

女性患者偏头痛和紧张性头痛发病率要显著高于男性，而丛集性头痛更多见与年轻男性。我国学者的调查结果显示，女性偏头痛和紧张性头痛的发病率为男性的 2 倍。女性发病率高的原因并未完全清楚，多数学者认为与两性之间的生理和心理差异有关。头痛初期一般先口服去痛片尝试缓解症状。如果长期或者较严重的头痛，要通过头颅 CT、磁共振等检查排除颅内肿瘤、脑积水、颅内出血等疾病。

（1）紧张性头痛：主要是头顶或者后脑勺、脖子的部位头皮紧绷、压着的感觉，并头痛，一般不伴有恶心、呕吐。

（2）丛集性头痛：不太常见，一般表现为突然开始集中时间内头痛，然后突然停止。

3. 偏头痛在女性一生中的变化

女性偏头痛与雌激素，孕激素关系密切，偏头痛会随着女性一生激素水平变化而变化，但机制复杂，并非简单的"加"或"减"的关系。流行病学调查显示儿童期间（＜7岁）偏头痛男孩更多，而随年龄增加，女性发病率逐渐升高。青春期后，女性发病率超过男性，35～45岁时达到高峰。60%的女性在生理期前后及生理期期间出现偏头痛，生理期前期激素水平迅速下降可能是偏头痛开始的诱因。而孕期体内雌、孕激素上涨10～100倍，使大部分偏头女性痛孕期得到缓解，少于10%的女性患者孕期头痛可能加重。更年期前或更年期中的女性患者偏头痛可能加重，更年期后约2/3的女性患者偏头痛减轻。因此，病例提到的王小姐属于生理期偏头痛，这种类型的头痛绝大多数在孕期会减轻，使王小姐备孕的压力骤减。

二、什么是继发性头痛

1. 由疾病引起的头痛是怎么样的呢

一般伴有其他不适，如低颅压头痛多与体位有关；脑膜炎引起的头痛常伴有体温升高、脖子僵硬、呕吐等。

动脉瘤引起的头痛可能会有眼睑下垂；颅内肿瘤的头痛除呕吐之外还可能出现头晕、视力减退、偏瘫等。

如果您有高血压、糖尿病、吸烟、饮酒、长

期失眠等基础疾病或不良习惯，那原发性头痛很可能会找到你，继发性头痛也不一定会放过你的。

2. 如何治疗继发性头痛

（1）应以预防为主，控制好三高，戒掉不良习惯（除了烟酒，浓咖啡不行，甚至包括奶酪）。

（2）合理饮食，劳逸结合，保持乐观、积极、健康的生活状态。

（3）偏头痛可以在医生指导下口服"氟桂利嗪"预防，紧张性头痛可以先酌情给予"普萘洛尔""帕罗西汀""唑吡坦"等改善睡眠、缓解焦虑。

（4）在头痛发作期给予"布洛芬"、"萘普生"等消炎止痛药控制症状，这一类止痛药都是非麻醉或者精神类药品，副作用或者依赖性很小。

（5）去疼痛专科理疗或者近年来逐渐提倡的高压氧舱会有效缓解。

三、女性孕期头痛

1. "月子"坐不好会诱发头痛

中国坐月子的传统可谓历史悠久。在头痛门诊，经常有女患者问，头痛是不是月子没坐好？这种说法并没有科学依据。首先，女性偏头痛的患病率随着年龄增长逐渐升高，在 35 ~ 45 岁时达高峰，因此很多女性步入中年后出现偏头痛症状，是疾病自然发展过程，并非"月子"没坐好；其次，由于孕期体内激素的保护，偏头痛发生率明显下降，而产后激素水平迅速波动，导致产后偏头痛发作明显增加；此外产后睡眠不佳、情绪异常、劳累等均有可能成为偏头痛或紧张性头痛的诱发因素。所以与其担心"月子"做不好会头痛，不如做一个快乐的母乳妈妈，对宝宝好，对自己也好。

2. 孕妇头痛时能不能吃止痛药

孕期并非不能用药，若头痛剧烈，对乙酰氨基酚是相对安全的选择；前6个月内，解热镇痛如布洛芬也可以应用，但6个月之后应避免使用。市场上销售的止痛药多为复方，经常含有多种止痛成分，孕期应避免使用。

3. 怎么避免诱发头痛

头痛可以被多种因素诱发，包括饮食、激素水平、压力睡眠、光线气味，甚至天气，季节的改变都可以诱发头痛。多做需要仰头的运动，多参加羽毛球、游泳、放风筝等活动，有助于预防头痛。心理调节，避免情绪紧张，改善睡眠，规律进食有助于预防头痛；避免长期饮用咖啡、可乐，避免饮酒、进食乳酪、巧克力等，这些食物均可能诱发头痛。

4. 孕期头痛的"危险信号"

一些继发性头痛也在孕期高发，严重时甚至会危及生命。孕期的"危险头痛"如下：

先兆子痫	出现头痛，血压升高，视物模糊，水肿，尿蛋白阳性需警惕
颅内静脉窦血栓形成	大部分发生在妊娠6个月后和围产期，突发剧烈头痛，肢体无力麻木，言语不清，意识改变，癫痫等需尽快就医
垂体卒中	突发剧烈头痛，恶心呕吐，视觉异常，意识改变需尽快就医
蛛网膜下腔出血	原发的颅内动静脉畸形或动脉瘤可能在孕期或产后破裂出血，出现剧烈头痛，颈部僵硬，意识障碍等

第二十一节　感　冒

千万不要迷信传说中的"饥饿疗法"，不吃东西只会导致能量不足、血糖降低、抵抗力下降，对病情没有任何帮助。感冒时需要摄入适宜的营养才能有利于病情的好转，但要注意饮食清淡。

没有食物可以辅助治疗感冒且缩短病程，红糖姜水不行，大葱、大蒜、生姜等食物不行，小米粥也不行。普通感冒一般1周左右即可痊愈，由流感病毒引起的流行性感冒，需要7～15天才能好转，食物并不能起到缩短病情的作用。

感冒期间，人通常会觉得没有胃口，原因有两个：一是因为感冒时胃肠蠕动速度减慢甚至紊乱了；二是人体内时刻都在进行着复杂的化学反应，而这些化学反应的顺利进行则需要各种酶的催化。人感冒后体温会有所升高，体温升高会让酶活性降低，也造成消化液分泌减少，由此会影响消化过程，使人感觉没有胃口或饭后不舒服。

人的体温每升高 1℃，基础能量消耗就会增加 13%。人在感冒的时候，一定要有良好的进食，不能因为胃口不好就少吃或者不吃。饮食，在感冒期间尤为重要，对食物的选择也确实有宜忌之分。

一、感冒宜食

1. 清淡的汤和粥

感冒时，人的肠胃功能变差，清淡的汤和粥相对要易于消化，同时热汤和热粥可以起到发汗的作用，发汗之后要注意水分的补充。

2. 清蒸的鸡和鱼

人体相对虚弱时，要注意优质蛋白的补充。鸡肉和鱼肉中含有人体所必需的多种氨基酸，且其蛋白质易于消化吸收，能显著增强机体对感冒病毒的抵抗能力。

二、感冒忌食

1. 甜食

无论是高糖的水果还是甜品点心，在感冒期间都要禁食。甜食不但会增加痰的黏度，还会增加痰的量。另外，还会导致腹胀，抑制食欲。

高糖水果有很多种，如芒果、葡萄、荔枝、甘蔗、菠萝、红枣等。

2. 多盐

实验数据显示，少吃点儿食盐，可提高唾液中溶菌酶的含量，保护口腔、咽喉部黏膜上皮细胞，让其分泌出更多的免疫球蛋白 A 及干扰素来对付感冒病毒。因此，感冒期间每日吃盐量一定要控制在 5g 以内。

但在感冒时人也不能不吃盐，因为在大量发汗过程中，身体会丢失一部分钠离子，烹调中的盐是对钠离子的一种补充。

3. 粗纤维食物

感冒期间，人的胃动力较弱，所以这段时间内还要尽量避免食用粗纤维食物，如芹菜、韭菜、茼蒿等，不给肠胃增加负担。

建议在感冒时多食用低纤维的食物，如去掉皮的茄子、黄瓜、冬瓜、西葫芦、番茄等。

4. 辛辣食物

不要迷信吃辛辣食物可以发汗，这种刺激性的食物只会让已经一塌糊涂的胃肠道功能更加紊乱，甚至引发恶心、呕吐的风险。

5. 浓茶、浓咖啡

浓茶和浓咖啡等会导致胃肠不适，有时可能引发胃食管反流。感冒的时候一定要多喝水，而且是温开水，不要喝凉水。

■ 第二十二节　视网膜疾病

一、飞蚊症

我们碰到很多患者，大家都有一个共同的困惑：

眼前就像有小蚊子一样飞来飞去，打又打不到，赶也赶不跑，不知道是怎么回事。

这就是人们通常所说的飞蚊症。飞蚊症现象在临床中很常见，它是指眼前有随眼球转动的小黑影，其形状有圆形、椭圆形、点状和线状等，很像蚊子，故而得名。当注视白色或者明亮的背景时，更容易发现黑影的存在。

飞蚊症常多见于在 40 岁以上的中老年人，高度近视患者和白内障术后患者，其他如眼内发炎等患者，也会出现这种现象。此外，正常人眼前也可有类似的黑影飘动，有时闭眼也可看到，但客观检查却不能查到任何病变，一般认为，这是由于玻璃体残留胚胎细胞纤维或视网膜血管内红细胞在视网膜投影所致。

二、眼球玻璃体结构

玻璃体为无色透明胶状体，位于晶状体后面，充满于晶状体与视网膜之间，具有屈光、固定视网膜的作用。玻璃体不是玻璃，它是人眼中类似于玻璃一样的物质，无色透明，其主要成分是水，占了玻璃体体积的 99% 左右。

随着年龄的增长，正如人会出现白头发一样，玻璃体也会出现"老化"，即玻璃体出现变性如液化等，玻璃体腔出现混浊物，我们称为玻璃体混浊，有时也可导致玻璃体与视网膜的分离，我们称为玻璃体后脱离。正是这些原因导致很多患者眼前出现飞蚊，不少患者由于偶然或突然看到眼前有飞蚊现象，其形状可以各式各样，有的可见环形、圆形、丝状等等，黑点出现比较多，感觉比较"恐怖"。但是，这种飞蚊症，大部分被我们称为"好蚊子"，是一种正常的生理现象，通常不会影响视力。

高度近视眼的人，较没有近视眼的人，更早、更高比例发生玻璃体液化、玻璃体后脱离，因此，发生飞蚊症现象在高度近视的人是常见现象，大部分也属于"好蚊子"。

大部分飞蚊症属于正常的生理现象，没有特效的治疗方式，因此，一旦出现飞蚊现象，不要过于紧张，可以慢慢适应，对这些蚊子视而不见，多数飞蚊现象会逐渐减轻。另外，在发生飞蚊现象的初期，尤其伴有闪光感的情况，建议不要做剧烈运动，尤其跳水、蹦极等运动，因为剧烈运动会加速玻璃体后脱离，而导致视网膜撕裂。一般的工作、生活、日常活动是没有问题的。

此外，还会有一些"坏蚊子"，可能会严重影响视力并导致视野缺损，这种情况和视网膜裂孔、视网膜脱离等疾病有关，如果短期内，飞蚊现象日益加重，尤其伴有明显的闪光感或视野缺损，还是应该去医院检查，需要散瞳，详细检查眼底，必要时可辅以眼部B超检查。检查以后，飞蚊现象如果是疾病所致，那就要针对该疾病治疗。但是，一次检查正常的结果并不代表以后都没有问题，一旦有闪光感、飞蚊突然增多等现象，就需要再去医院接受检查。

■ 第二十三节　隐形眼镜的佩戴和使用

一、可以佩戴隐形眼镜的人

1. 由于职业和外观要求，不愿使用框架眼镜的屈光不正患者，如运动员、演员、空姐等。

2. 只有使用隐形眼镜才能到达最佳视功能的患者，如双眼屈光参差，高度近视、散光或者角膜表面不规则的患者。

二、除了特殊治疗的角膜绷带镜，不能佩戴隐形眼镜的人

1. 严重的干眼症、急性结膜炎、结膜瘢痕、角膜暴露、神经营养性角膜炎等角、结膜病变的患者。

2. 因其他眼部疾病需要使用药物治疗的患者。

3. 卫生条件差、处于粉尘或刺激性化学品的环境中。

三、怎样选择适合自己的隐形眼镜

隐形眼镜需要专业的眼科医生指导，配镜最好去有资质的医院，眼科医生根据眼睛的情况，比如近视、远视、散光等，选择合适的类型和度数。不适合的隐形眼镜不仅戴起来不舒适，还有可能导致角膜的磨损，发生角膜上皮脱落、角膜溃疡等。

四、隐形镜片含水量越高，透氧性越好，是这样吗？

这种说法不正确。角膜是无血管的透明组织，

从空气中吸取氧气,隐形眼镜会阻挡空气引起角膜缺氧。佩戴时间越长,缺氧越严重。到一定程度导致角膜炎症和水肿。所以隐形眼镜的透氧性非常重要。隐形眼镜含水量高,角膜可以吸收隐形眼镜水分中的氧气,但是镜片含水量高,厚度增加,这样就会更加阻隔角膜和空气的氧气交换,所以很矛盾。另外在干燥环境下,高含水的隐形眼镜会从角膜吸收水分,造成眼干,如果本身泪液分泌不足的话,低含水量高透气性的材料,如硅水凝胶反倒是较好的选择。

五、隐形眼镜分为软性、硬性、混合型,哪种更健康

1. 软镜薄而柔软,舒适性好,可以满足一般屈光不正患者的需要,但是容易造成眼表不适,比如:眼干、结膜炎、角膜炎。

2. 硬性隐形眼镜又称为 RGP,光学性好但舒适性较差,适用于不规则散光和圆锥角膜患者。缺点是验配需要到专业机构,个性化更强。

3. 混合型隐形眼镜中央部分是硬性材料,周边一圈是软性材料,既舒适也有良好的光学性能,但佩戴困难而且价格贵。

六、隐形眼镜日抛、月抛、年抛哪种好

隐形眼镜佩戴时间长了，隐形眼镜会出现沉着物，细菌更容易黏附，长期佩戴者比日抛型佩戴者发生角膜炎风险高 10～15 倍，从安全性讲日抛型最好。

七、戴隐形眼镜有风险吗

佩戴隐形眼镜最大的风险是感染角膜炎，严重损害患者视力。实际上，除了隐形眼镜本身质量有问题外，大多数是佩戴不当引起的。环境因素和不良的卫生习惯可能导致接触性相关结膜炎、角膜炎的发生，严重的发生角膜溃疡甚至穿孔也有个案报告，还可能导致失明。

八、哪些不良习惯会增加角膜炎的风险

没有对隐形眼镜进行清洁；重复使用护理液；污染隐形眼镜伴侣盒；用自来水冲洗隐形眼镜片；洗澡、游泳等接触非清洁水源时仍佩戴隐形眼镜；佩戴不当造成角膜划伤未及时就医。

Tips

佩戴隐形眼镜的注意事项

◆ 佩戴和摘除隐形眼镜前要洗手，注意要自然晒干；

◆ 如果需要化妆，要先戴好眼镜后再化妆，先摘镜再卸妆；

◆ 佩戴时要区分左右眼和正反面；

◆ 护理液不能重复使用，要使用新鲜的护理液；

◆ 定期清洗镜盒，每 3～6 个月更换一次；

◆ 睡觉时不要佩戴隐形眼镜，以便让角膜得到自然呼吸，减轻缺氧状况；

◆ 一旦发生眼疼、畏光、流泪、眼红等立即停戴隐形眼镜，并立即到医院就诊；

◆ 暂时不戴的镜片要清洁后存放在装有全护理液或无菌生理盐水的镜盒中封闭保存，防止镜片污染和干燥；

◆ 首次使用隐形眼镜的患者应当在开始佩戴不久后进行检查，有经验的使用者每年检查一次，医生会检查患者眼部是否存在异常，继而调整适配方案。

第二十四节　睡眠质量

一、关于睡眠，你应该知道的那些数字

1. 31.2% 的中国人存在着严重的睡眠问题。

2．我国有 2 亿人打鼾，5000 万人睡眠中有过呼吸暂停。

3．有失眠经历的人高达 16.8%，且上升趋势明显。

4．每 100 个中国人中有 22 个人过了 24 点还不睡觉。

5．28.2% 的人即使困，也不会立刻上床睡觉。

6．每晚睡眠不足 4 小时的成年人，死亡率要高 180%。

7．睡眠不足的人群衰老速度是正常人的 2.5 ~ 3 倍。

8．经常失眠的人发生抑郁症的概率是正常人的 5 倍。

9．国人平均睡眠时间为 8 小时 12 分。

10．我国因疲劳驾驶造成的特大交通事故占 40% ~ 80%。

11．43.2% 的人晚睡是由于玩手机或玩游戏。

12．56.2% 的人失眠与工作压力相关。

13．29% 的人梦中出现的是工作。

14．52.3% 的大学生的作息习惯都属于"晚睡晚起"。

15．只有 10% 的大学生能够做到早睡早起。

16．最佳睡眠时长 7 ~ 9 小时。

二、远离科学睡眠三宗罪

故意拖延	调查显示，28.2% 的人即使开始犯困。也不能在较短时间内上床睡觉。整体来看，大部分中国人自认属于晚睡一族，能做到早睡早起的刚过两成
负面情绪	61.1% 的受访者近半年出现过失眠情况，其中16.8% 的人经常发生。而导致人们失眠的头号原因就是生活中的负面情绪
工作太忙	调查发现，中国的职场人士人均每天需工作8.5 小时，其中超过 1/5 的人每天工作超过10 小时

三、睡眠方法

1. 打盹 20 分钟的效果，胜过服用 200mg 咖啡因。

2. 只需打盹 20 分钟，认知能力就可以恢复40%。

3. 睡醒后再"眯"20 分钟，比直接多睡 20分钟更有利于精力。

4. 每周 3 次 30 分钟的午睡，降低心脏病相关死亡 37%。

Tips

春季早睡早起：一般保持在晚上 10 点半左右入睡，早晨要早起，6 点左右为宜。

Tips

夏季睡时最短：夏季万物处于盛极状态，因而作息更需要"夜卧早起"。可在晚上11点左右上床，但早起时间不变。

秋季早睡早起：到了秋季，人体就会达到四季中最平衡的状态。最好早些入睡，每天保持至少8小时的睡眠时间。也要注意早睡早起，以顺应阳气的舒张。

冬季早睡早起：冬季主"藏"，以养精蓄锐，为来年生长做准备。人体也应适应自然界的特点而适当减少活动。最好天明才起，但也不应起得太晚。

四、好睡眠，姿势很重要：小人睡姿

	健康指数	优点	缺点
自然仰卧	★★★★★	防止颈部和背部疼痛，减少胃酸回流，让皱纹的出现降至最低，保持完美胸型	不利于哮喘或容易打鼾的人
复原侧卧	★★★★	防止背部和颈部疼痛，减少打鼾，也是最佳的妊娠姿势	会给皮肤带来褶皱，胸部也会下垂
俯卧	★	防止打鼾	带来背部和颈部疼痛，易磨牙和手疼，手麻

五、八招释放压力

1. 不要打破你的睡眠习惯，每晚要按时就寝。

2. 睡前不要进行紧张的脑力劳动，也要避免剧烈运动或体力劳动，取而代之的应该是在户外散步。

3. 睡前梳梳头，能使头皮发热，疏通头皮下的血液，起到保护头皮的作用，并且促进入睡。

4. 睡前要养成用温水洗脚的习惯，这能促进下肢血液循环，有利于很快入眠。有条件时，最好泡个热水澡。

5. 内衣要干净、宽松，有条件的话，可以穿宽松的睡衣，被褥要经常晾晒，以保持干燥和舒适。

6. 不要故意给自己加压。不少人对社会对家庭对自己都有不同程度的不满，压力多了会压得自己喘不过气来，久之就会损害自己的身心健康。

7. 学会宣泄。如果觉得压力过大，就可以去看心理医生。当遇到不如意的事情时，可以找朋友倾诉来宣泄自己不愉快的情绪，也可以找适当的场合大声喊或者痛哭一场。

8. 对待病痛，心态要端正。

Tips

6种食物安稳睡眠

香蕉、温牛奶、蜂蜜
土豆、燕麦、杏仁

第二十五节　体重管理

随着我国人民的生活水平提高、饮食习惯及生活方式日益西化，使肥胖人群越来越多。体重过重除对生活带来负面影响、造成外表上变形外，还引起严重的身体健康问题如高血压、高脂血症、冠心病、糖尿病等。

一、您的体重指数是否理想

正常的体重指数（BMI）＝体重（kg）÷身高（m）^{2}

亚太肥胖医学肥胖的判定标准为：

过瘦	BMI < 18.5
正常	18.5 < BMI < 23
最健康	BMI = 22
过重	BMI > 25
病态性肥胖	BMI > 35

二、如何控制体重

体重管理的目标除了减轻体重之外，还要避免反弹，降低饮食中脂肪摄入，摄取营养平衡的饮食，增加活动，促进身心平衡及健康。

体重管理的原则是：降低热量的摄取及增加热量的消耗。

短期内减重有害健康，易导致头晕、疲惫、身体不适等。减重应一步一步累积而成，理想的体重控制应以每月减轻 0.5 ~ 1.0kg 为原则。否则容易反弹。

三、健康生活方式

1. 学习放松自己，适当处理情绪压力（可参照放松练习法）可用运动或聊天来缓解，不要用大吃大喝来发泄，否则体重增加后，心情会更恶劣。

2. 锻炼时应达到一定的脉搏数：（220 - 年龄）× 0.60。比如您的年龄 20 岁，您锻炼的脉搏数应达到 120 次 / 分。但开始规律锻炼前一定要查明有无不适合锻炼的健康问题。

四、营养饮食基础知识

减肥饮食

肥胖早已被确定为一种多因素引发的慢性代

谢性疾病，即肥胖症。和糖尿病一样，肥胖症也要长期治疗，所以大家有必要了解些有关饮食营养的基础与实用知识。

减肥饮食，学名为"低能量膳食"，与我们平时所说的平衡饮食不同，平衡饮食的特点在于"全面、均衡、适度"，是指7大营养素——蛋白质、脂肪、糖类、维生素、矿物质、膳食纤维和水——按照标准比例供给，满足人们每日的营养需要。"低能量膳食"则是在满足蛋白质、维生素、矿物质、膳食纤维和水这5大营养素的基础上，适量减少脂肪和糖类的摄取，所谓"适量"是指摄入量少于每日人体消耗量，两者之差导致能量"负平衡"。

（1）能量：成年肥胖症患者每日能量可按15～20kcal/kg供给，此能量水平大致相当于正常能量的70%左右。对于重度肥胖患者，还需进一步降至正常量的50%左右。能量的降低要逐步进行，可采用体重下降值来评价能量是否合理。一般以每月体重降低0.5～1.0 kg为宜。降低过快对机体不利。待体重降至正常范围或合理范围后，给予维持体重的能量值。

（2）蛋白质：对于各类肥胖症患者，在降低能量的同时，应供给充足蛋白质。一般每日每公斤体重给予蛋白质1.0～1.2g。同时，保证优质蛋白占总蛋白量的50%以上，故可增加瘦肉、鱼虾、脱脂奶、大豆制品等食物的摄入。

（3）脂肪和胆固醇：对于肥胖症患者，应限制脂肪的摄入，尤其是动物脂肪的摄入。脂肪产热比例应控制在 25% ~ 30%。对于血胆固醇处于正常范围的肥胖症患者，膳食胆固醇摄入量应控制在每日 300mg 以下，对于已有血胆固醇增高的患者，膳食胆固醇应控制在每日 200mg 以下。

（4）碳水化合物：对于肥胖症患者，应限制碳水化合物的摄入量，其产热比例控制在 50% ~ 60%。肥胖症患者在过多摄入单、双糖后（单糖：葡萄糖、果糖；多糖：淀粉），可转变为脂肪形式沉积在体内。故应以多糖碳水化合物作为食物的主要来源。

（5）膳食纤维：对于肥胖症患者，在胃肠道允许的情况下，应增加膳食纤维的摄入量，每日摄入膳食纤维应达到 30g 或更多。其中，应特别强调增加可溶性膳食纤维的摄入量。故可选用麦麸面包、魔芋制品、果胶、海藻制品等食物。

（6）钠盐：钠盐多可造成肥胖症患者血压波动，还能刺激食欲，增加摄食量。故目前认为肥胖症患者每日食盐摄入量应控制在总量 4g 以内。同时，应注意禁用或少用榨菜、咸菜、腌制食物、泡菜、火腿等高钠食物或高钠调味品。

（7）餐次安排：根据个人情况，可每日 3 ~ 6 餐。在减少热量摄入的初期，宜采用少量多餐的方法，以降低饥饿感，并减少发生低血糖反应的危险性。

（8）烹调方式：可采用凉拌、蒸、煮、氽、烤、炖等方法，禁用油炸、煎等。每日烹调用油不超过20ml。

（9）减肥食谱：营养学家经过研究发现，对于很多肥胖者而言，每日摄取1200kcal的能量是减肥饮食中最常见的能量标准。

1200kcal能量意味着多少食物？

1200kcal能量＝"三两主食，二两肉，一个鸡蛋，一杯奶，一斤蔬菜，一点油"，简称为"3＋2＋1＋1＋1"。在此，我们提供一套简单实用的1200kcal的食谱，供减肥人群参考。

早餐 7：00～ 7：30	无糖脱脂奶	250ml	
	全麦面包	35g	
	煮鸡蛋	50g	
上午 加餐 9：30	西红柿	约200g	

续表

中餐 12：00	米饭	一两（注意：生米 50g 煮熟后重量是 130g）	
	清炒茼蒿	茼蒿 200g，用植物油 5g	
	银耳黄瓜 烩鸡片	鸡片 100g，适量辅料，油 10g	
下午 加餐 15：30	无糖燕麦 片	25g 冲服	
晚餐 19：00	紫米粥	紫米 25g	
	醋熘茄丝	茄子 100g，植物油 10g	
	蔬菜色拉	黄瓜 50g，胡萝卜 50g，生菜 50g，切丁切块，用醋、适量色拉酱和盐拌好	

Tips

减肥饮食要点

● 改变进餐顺序，先喝汤 - 吃蔬菜 - 饭 - 最后再吃肉类。

● 浓羹类的汤，尽量只吃其中的菜肴，浓汤不要喝，如玉米浓汤、奶油汤、可选用蔬菜汤。

Tips

● 避免糖醋、煎、烩、油、淋等用油及糖分高的烹调方式。

● 避免食用太咸食物。

● 烹调方式复杂的菜，尽量少吃，加工越多，热量越多，营养越少。

● 甜点不宜吃，可选择新鲜水果。

● 西式餐点点餐前慎选菜单，避免选奶油、香脆、烙的烹调处理，宜选用青菜、煎烤。

● 速食勿点套餐，汉堡不要选分量太大的，勿选沙拉酱、酸酱、奶酪片等。

● 饮料请选无糖饮料，如茶水、矿泉水、柠檬水或新鲜果汁。

● 食用油炸类食品时去皮后，用餐巾纸吸干油再吃，少吃无法去皮吸油的油炸食品，如薯条，炸鸡块等。

● 尽量少去吃自助餐，容易过饱，若不得已，切记只吃 7~8 分饱。

● 切记：减肥无捷径。均衡饮食多运动，千万不要相信"快速减肥"的药物或饮食、茶包等、否则破财事小，伤身事大。

五、药物减肥

绝对不可以自行服用成分不明、非医师处方的药物，以免花钱又危害健康。很多人不愿尝试改变生活方式的减肥方法，而成天想寻找仙丹妙药来减轻体重，这不是减肥切实可行的途径。如一定要用药物，务必找医生咨询后，才能用。

六、减肥手术

近几年减重手术（俗称减肥手术）越来越多地用于肥胖症和糖尿病的治疗，因为效果显著，被医学界内认为是治疗重度肥胖症的重要手段，也是治疗Ⅱ型糖尿病的一种有效的新疗法。而随着手术愈来愈流行，术后的长期营养也成为大家关心的问题。患者问得最多的就是"术后我该怎么吃？"其实不仅仅是术后，手术前就要在饮食营养上为手术做准备。

1. 术前准备——低能量饮食

术前尽早开始低能量饮食以调节身体的代谢状态，术后才能更好地适应进食的改变。每餐食物容积控制在 200～300ml；将饮水速度控制在每小时 120～200ml。停止进食高脂、甜食、口味厚重、粗硬大块、产气或具有刺激性气味的食物。养成一日三餐的进食规律，三餐间隔 4～5 小时，并适度增加运动量。

2. 过渡阶段——减重后 1 周饮食

术后 24 小时应禁食或尝试少量饮水，判断胃肠蠕动恢复、胃排空正常后开始清流质饮食，进食、进水均应保持缓慢持续，小口啜饮。容量一般不应少于 2000ml/d，能量达到 500kcal/d。经过 1～2 天清流食适应期后即可摄取流质食物，自然食物可选择蛋羹、蛋汤、白米粥、去油鸡汤面等，并选择适宜配方的肠内营养制剂及蛋白质组件（提供蛋白质 20 ~ 30g/d），以保证一日能量 600 ~ 800kcal，蛋白质摄入介于 50 ~ 75g。同时，用可咀嚼型或水溶性微量营养素合剂作为补充。

3. 恢复阶段——术后 2 ~ 4 周营养治疗原则

此阶段可进半流质饮食，提供能量 600 ~ 800kcal/d，蛋白质 50 ~ 75g/d，脂肪 < 0g/d。一日安排 4 ~ 5 餐，恢复进食规律性。肠内营养制剂、蛋白质组件以及配方微量营养素制剂仍不可或缺。至术后 4 周结束，可过渡为限容量、极低能量软饭，并恢复一日三餐。

第二十六节　酸碱体质

关于人体的酸碱性，坊间有不少传言，例如酸性体质容易患病，吃多了酸性食物容易变成酸性体质等，今天就让我们一一来破解。

传言一：酸性体质是百病之源，碱性体质更健康。

有一种酸性体质论，认为饮食结构不合理可以导致酸性体质，体质的酸化是百病之源，因此要多吃碱性食物，以纠正酸性内环境，吃出"碱性"健康人。

其实酸碱性的问题，指的是人体血液的酸碱性，也就是血液的 pH 值，pH 值是衡量酸碱度的一个指标。血液 pH 为 7.35 ~ 7.45，是偏碱性的。人体通过系统调节，使血液 pH 值总是稳定在一定范围内。

血液不等同于体液，人体不同环境体液酸碱度不同，有些环境必须偏酸才算健康。如果将这些环境的酸性变成碱性，碱性变酸性，那么人的健康就要出大问题了。例如：

皮肤	皮肤偏酸性，pH 5.5 左右，因为细菌不喜欢待在酸性的环境里，所以皮肤偏酸性可以减少细菌滋生的可能
阴道	女性阴道，pH 4.5，可减少阴道发生感染的可能性
尿液	尿液也是偏酸性的，因为肾脏排泄酸性的物质比碱性的物质多

人体是十分复杂的，从血液到尿液，不同体内环境 pH 值不同，单一的一种体液的酸碱度是不能代表人的体质的酸碱性的。所以，所谓的"酸性体质、碱性体质、中性体质"是不存在的，是错误的概念；所谓的"酸性体质是百病之源、碱性体质更健康"等说法是伪科学。

传言二：85% 的痛风、高血压、癌症、高脂血症患者都是酸性体质。

酸性体质论认为，癌症、高血压、糖尿病、

痛风等疾病都是由于吃多了"酸性食物"导致体质酸化引起的，而所谓的"酸性食物"包括鱼、肉、米饭、酒等主副食品，这些食物被渲染成了致病的"罪魁祸首"。

癌症、高血压等疾病真的是因为体质酸化引起的吗？医学研究发现，肿瘤组织周围的组织是酸性的，但并不是先有了酸性组织，造成这个部位长肿瘤，而是人体发生恶性肿瘤后，肿瘤组织让其周边的组织变成酸性，而且只是局部，不是全身都变成酸性。高血压、糖尿病等疾病也是如此。因此，酸性体质致病这个说法同样是伪科学。

传言三：肉是酸性的，吃多了容易变成酸性体质。

既然酸性体质、碱性体质都是伪科学，那么食物到底有没有酸性、碱性之分呢？

食物在某些条件下，可能有酸碱性。将食物充分燃烧，燃烧后剩下的灰溶于水，根据水的酸碱性来确定该食物是酸性还是碱性。但是食物摄入人体后，消化过程是非常复杂的，不能说酸性食物消化后就是酸性的，碱性食物消化后就是碱性的。而且人体酸碱调节机制非常强大，单靠食物不可能起到调节的效果。所以区分酸性食物和碱性食物，对人体所谓的酸碱影响和健康膳食完全没有任何意义。

因此，评价食物对健康的影响，不要从酸碱的角度，而是从荤素搭配、粗细搭配、营养素搭配等方面去评价膳食模式是否健康，对食物酸碱的区分是没有意义的。

〰第二十七节　补钙最佳时间

在人的漫漫一生中，"两个头儿"和"一个中段期"最容易缺钙。

1. 小孩

一个是在新生儿期、婴幼儿期、青春期的孩子们因生长发育的需要，对钙的摄入需求较大。

2. 老人

另一个是老年期，因钙流失明显增多，故需要外源性补充更多的钙质。

3. 孕妇

"一个中段期"是指女性在妊娠期和哺乳期，一个人担负着"两个人"的营养重任，需要额外添加钙的摄入。

此外，对于因各种疾病导致的钙质吸收不良或排出增多的患者（如胃肠道疾病、糖尿病等），也应给予钙剂补充，同时积极治疗原发疾病。

一、有没有最佳的补钙时间？

科学家们通过对于人体钙代谢生理作用的研究发现，一天中最佳的补钙时机，就是每天晚上临睡前。

在白天的一日三餐饮食中，人体可以摄入400~500mg钙质，当身体的钙调节机制发挥作用，从尿中排出多余的尿钙时，血液可以从食物中得到补充，以维持血钙的平衡。

但是到了夜间，尿钙仍旧会排出，可食物中已经没有钙质的补充，这样血中的钙质就会释放出一部分去填充尿钙的丢失。为了维护血液中正常的钙水平，人体必须从钙库中提取一部分库存，即骨骼中的钙质。这种调节机制使清晨尿液中的钙大部分来自于骨钙。

另一方面，人体内各种调节钙代谢的激素，昼夜间分泌各有不同。一般说来，血钙水平在夜间较低，白天较高。夜间的低钙血症可能刺激甲状旁腺激素分泌，使骨钙的分解加快。如果在临睡前适当补充钙制剂，就能够为夜间提供充足的"弹药"，阻断体内动用骨钙的进程。

因此，临睡前可以进食牛奶或其他补钙食品、药品。

二、补钙时为什么要多喝水？

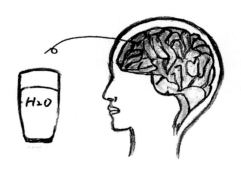

很多医生在交付患者钙制剂时，经常嘱咐患者要多喝水。

众所周知，钙制剂的吸收取决于钙的溶解度、钙质的来源等。许多钙制剂都是一些微溶性或者可溶性钙盐，如果加大饮水量可以在一定程度上增加钙质的溶解度，由此增加吸收率。因此，补钙的人应多饮水，水是"最佳搭档"。

第二十八节 健康饮食

一、合理膳食

总则是一多三少：品种多，量少、油少、盐少。

饮食口诀：

1袋奶：腿痛、腰痛、骨质疏松，劝君一天一袋奶，每日坚持喝一生。

250g主食：一日主食5、6两，多些少些视情况，最好饭前喝点汤。

3分高蛋白：瘦肉、豆腐、鱼和虾，鸡蛋、黄豆、鸡与鸭，选择几种高蛋白，不宜过量不宜差。

4句话：粗粮、细粮都入餐，饭菜不甜也不咸，三、四、五顿随君意，七、八分饱可延长。

500g蔬果：要想驱除癌细胞，鲜菜、水果离不了，日食果蔬500g，胜过灵丹和妙药。

绿茶：绿茶抗氧自由基，返老还童有信息，动脉硬化可减轻，延年益寿癌远离。

黄色菜、果：南瓜、红薯、胡萝卜、西瓜、红椒、玉米，此等食物勿偏废，维生素A藏其里。

红：西红柿与红酒，二两红酒是朋友，酗酒贪杯祸之首，一天一个西红柿，前列腺癌被赶走。

黑色木耳：对付血液黏稠度，黑色木耳有疗效，老年痴呆能减轻，半身不遂可渐好。

	推荐食用的食品	避免食用的食品
奶、蛋、豆、鱼、肉类	各种奶类及奶制品。新鲜肉、鱼及蛋类。新鲜豆类及其制品如：豆腐、豆浆、豆干等	乳酪。腌制、卤制、熏制的食品如：火腿、香肠、熏鸡、豆腐乳、鱼肉松。罐头食品如：肉酱、沙丁鱼、鲍鱼等。速食品如：炸鸡、汉堡、各式肉丸等

续表

	推荐食用的食品	避免食用的食品
五谷根茎类	自制米、面食	面包、蛋糕、饼干、奶酥、油面、速食面、速食米粉等
油脂类	植物油如大豆油、玉米油	奶油、沙拉酱、蛋黄酱等
蔬菜类	自制蔬菜汁、新鲜蔬菜	腌制蔬菜如：榨菜、酸菜、酱菜等。冷冻蔬菜如：豌豆夹、青豆仁等。各种加工蔬菜汁、蔬菜罐头
水果类	新鲜水果、自制果汁	干果类如：蜜饯、脱水水果等。各种罐头水果及加工果汁、果汁粉
其他	白糖、白醋、五香料、杏仁露、茶、辣椒、胡椒、咖啡、咖喱粉等刺激品宜少食用	味精、豆瓣酱、辣椒酱、甜面酱等 鸡精、牛肉精。 炸洋芋头、爆米花、米果。 运动饮料

二、何谓限钠饮食

每日饮食中钠的摄取量要受限制，依病情不同可分为：限钠（2000mg 以下），低钠（1000mg 以下），极低钠（500mg 以下）等 3 种饮食。

Tips

● 钠是什么？

钠是矿物质的一种。它是食盐的主要成分，且普遍被我们使用。一茶匙食用盐含量有 2000mg 钠。

Tips

● 钠与高血压有什么关系?

根据流行病学研究，摄取多量钠的人，其高血压的发生率较摄食钠少的人为高。

● 调味品中钠含量如何换算?

1 茶匙盐（2000mg 钠）=2 汤题酱油 =5 茶匙味精 =5 茶匙醋 =12 茶匙半蕃茄酱。

三、冷藏食物的食用

夏季天气炎热，很多人为了防止食物变质，不管是生食还是熟食，都一股脑儿往冰箱里放，尽管冰箱能够让食物的保存时间延长，但是冰箱既不是消毒柜，也不是保险柜，不是什么食物都适合放冰箱，也不是想放多久就放多久，如果保存不当，食物可能就会发霉变质。

那么夏季食物储存到底有哪些讲究呢?

1. 熟食该如何储存

（1）对于已经煮熟的、吃剩的食物，需要根据食物不同种类选不同的方法保存，并且不要在室温下放 2 小时以上。

（2）米饭、包子、馒头、饺子等主食，按每次能吃完的量分开包装，在冰箱冷藏室里可以存放 1~2 天。如果保存时间超过 3 天，就要在分装之后封严口，放到冰箱冷冻室里冻起来。

（3）吃剩的肉菜，例如炒肉、炖肉、鱼肉等，用保鲜膜包好，或者放入保鲜盒，放入冰箱内冷藏，温度保持在4℃以下，一天内吃完。

（4）素菜最好是现烧现吃，吃多少煮多少，尽量不留到下一顿。

（5）有些人做汤菜时，一炖就是一大锅汤，常常吃不完。喝汤的时候喝多少盛多少，这样没有喝过的汤才更容易保存。如果打算一天内就把剩下的汤喝完，可以把剩下的汤用盖子盖好放入冰箱冷藏室保存，温度保持在4℃以下。如果过两天再喝汤，就要把剩下的汤放入保鲜盒里，放入冷冻室。

2. 生食如何储存

（1）米和面，生的大米、面粉可以保存在常温干燥处。大米定期通风散热，面粉要密封。

（2）鱼类和肉类，通常3天内要吃的生肉、生鱼等可以放在冰箱冷藏室里保存。超过3天的，要将鱼类、肉类分装成一次吃完的量，放在冷冻室里。

（3）蔬菜，大部分蔬菜是可以放进冰箱冷藏的，尤其是绿叶蔬菜。绿叶蔬菜在室温下存放时，其中的营养成分会逐渐损失，买来后拿塑料袋分别包好放在冷藏室，注意不要贴近冰箱内壁，以免冻伤，储存最好不要超过3天。不过黄瓜、青椒、苦瓜、南瓜等蔬菜适宜的存放温度一般为8～10℃，不适合放在冰箱里储存，可以放在屋里阴凉通风的地方。

（4）水果，大部分水果也需要放在冰箱里冷藏。但是一些热带水果，例如香蕉、芒果、榴莲等，不宜放冰箱，因为它们在冰箱冷藏的温度下，会发生冻伤，发黑变烂，提前变质，放在室温阴凉的地方即可。

（5）豆制品，豆制品比肉类更加容易滋生细菌，最好能将豆制品入保鲜盒里，放在冰箱深处靠近内壁的地方，并尽快吃完。

（6）平时购买的各种包装食品，例如各类罐头、熟食、番茄酱、芝麻酱、盒装牛奶、果汁、饮料等，一定看看包装上保存的要求是什么，如果可以在室温下保存，就不必放入冰箱。不过，这些包装食品一旦拆开包装，而且没有一次吃完，剩下的部分就需要密封好，并且放入冰箱冷藏，而且尽快吃完。

四、午饭食物"四不要"

午饭是每日饮食中最主要的一餐。午饭的作用可归结为 4 个字"承上启下"：既要补偿早餐后至午饭前约 4~5 个小时的能量消耗，又要为下午 3~4 个小时的工作和学习做好必要的营养储备。因此，午饭食物的选择大有学问。

1. 午饭食物"四不要"

（1）盖浇饭：盖浇饭是写字楼周边饭馆贩卖的主要午饭之一，盖浇饭是菜饭不分离的状态，你吃它就会把那些用来调味的油和盐的集合体伴同米饭和菜一起吃进肚子，容易造成高盐、高油、高糖、高能量。

（2）洋快餐：午饭最好不要吃洋快餐，洋快餐主要以油炸食物为主，明显存在着"三高三低"，即高能量、高蛋白、高脂肪，低矿物质、低维生素、低膳食纤维。

（3）汤泡饭：人们在吃汤泡饭的时候往往在"囫囵"之间就把米饭吞到肚子里了，米饭没有经过正常频率的咀嚼，给胃的消化带来负担。经常吃汤泡饭的人，易引发消化不良。

（4）擦锅饭：中老年人很喜欢"擦锅"，就是炒完一锅菜盛出来，锅里还剩些油渣，这时用米饭或馒头再把锅擦干净，"不浪费"一点油水。这样做会导致主食能量密度大幅提高，长此以往容易患高血脂。奉劝有此习惯的中老年人，不要怕浪费那点油水，得病住院开销要比浪费那点油水多得多，一定要改掉这个不良饮食习惯。

2. 享受午间的 3 个"半小时"

（1）吃饭半小时：给自己心无旁骛的半个小时，没有电话，没有工作，专注于午饭应该带来的营养价值和放松身心的快乐。

（2）散步半小时：饭后休息半小时，再散步半小时，可以达到吃、动两平衡的状态，既防止肥胖又可避免午后困倦。

（3）午睡半小时：午睡是一个需要被人们推崇并推广的生活习惯。国外大量研究显示，午睡半小时可大幅度降低心脏病的发病概率。对于上班族来说，午睡是比较奢侈的事情。如果单位没有午睡条件，饭后稍事休息一会儿再散步 15～30 分钟，也可以达到吃、动两平衡，减轻午后困乏的状态。

3. 午饭有"四忌"

（1）午饭过饱：餐后身体中的血液将集中到肠胃来帮助消化吸收，在此期间大脑暂时处于缺血、缺氧状态。如果吃得过饱，就会延长大脑缺血缺氧状态的时间，从而影响下午的工作和学习，午饭七分饱就好。

（2）吃完午饭就睡觉：人在睡觉时新陈代谢会减慢，刚吃完午饭就立刻睡觉，食物很难消化。经常这样做，食物的热量会在身体里囤积造成肥胖。

（3）午饭后完全不动或剧烈运动：午饭后完全不动，是造成能量在体内蓄积最后导致肥胖的重要原因。午饭后也不能做剧烈运动，人在做剧烈运动时，全身肌肉的血液会增加，胃及内脏的血液就会相对减少，这就容易造成消化不良和吸收不良，影响新陈代谢，甚至造成慢性胃病。

（4）饭后马上开车：美国保健学会专家的调查发现，许多车祸的发生与肇事司机饭后立即驾驶有关。正餐过后，立即坐进驾驶舱，血液都集中在胃部，大脑缺氧现象严重，注意力难以集中，反应速度减慢，灵活性下降。提醒司机朋友，不要饭后马上就开车，尤其是饱食后就开车，不但会带来胃肠不适，更会引发交通事故。开出租车的朋友尤其应注意此点。

▰第二十九节　膝关节的保护

关节的患病情况正在迅速恶化，据 2004 年统计全世界约有 3.55 亿人群患有各种关节疾病，仅我国患者估计就超过 1 亿人，而且有年轻化的趋势，在 50 岁以上的中老年人群中，患关节病的比例已达 80%，换句话说，每 10 个老年人就有 8 个人患有不同程度的关节病，"五十肩"、"鼠标肘"、"老寒腿"这些关节疾病在生活中越来越常见。

关节疾病是人类关节系统发生病变的疾病总称，包括老年性退行性关节炎、骨质增生、滑膜炎、半月板损伤、肩周损伤以及关节的运动性损伤等等，共有一百多种类型，其中最常见的是骨关节炎和类风湿关节炎两种。全世界共有1.9 亿人患骨关节炎，超过 1650 万人患类风湿关节炎。

关节疾病可以导致人类活动受限，影响了人类日常的工作和生活，降低了人的生活质量。关节病的发病机制非常复杂，引起关节病的病因多种多样，比如运动损伤、恶劣的气候环境、不正确的运动方式和不良习惯等等，都可以引起关节疾病，加上关节病患者存在较大的个体差异，因此病情的表现也千差万别，人体各个关节都可以发生病变。

但是大多数人对关节的保护意识还远不及对汽车、房子等身外之物，有些人甚至还不知道自己已是关节病患者。许多女性在天气骤然变化之后，会发现全身许多关节变得越来越娇气，有时感到酸酸的，有时感到刺骨的疼痛，周末想爬爬山换换心情，但半个星期抬不起来腿，一些人步入中年后，体型开始臃肿，盲目地开始积极锻炼身体，晴天爬山，下雨天爬楼梯，让自己没有一点空隙，当关节有点疼痛症状时也不在意，久而久之，关节变得疼痛难忍，检查后诊断为晚期关节炎，就需要做关节置换术了。

有的人喜欢在寒冷的天气里或夏天在空调开得凉的房间穿超短裙，结果造成关节的血液循环不畅，为各种关节疾病埋下祸根。有的女性喜欢一年四季穿着高跟鞋，足底总处于前倾状态，膝关节一天到晚处于过伸状态，加快了膝关节的提前"退休"。

还有许多人把关节疼痛或者损伤怪罪于一次登山或者一次远途旅行，其实"冰冻三尺非一日之寒"，中年以后患上关节疾病很可能是由于年轻时造成的。增加各种人群对关节疾病的认识已成为当务之急。国际上已将每年10月12日定为"世界关节炎日"，以唤起人们的关注。

怎样才能保护我们的关节？如何运动才能提高关节的抗负荷能力呢？

让我们对关节的结构和功能有个简单的了解。

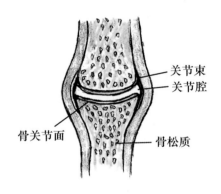

人体的关节，是指骨与骨之间的有腔隙的骨连结，一个关节由关节面、关节囊、关节腔和某些辅助结构（如滑液囊、关节盂缘、关节内软骨、关节韧带）组成的。关节要运动，也需要稳定，这一对矛盾是通过关节特殊的结构得到完美的统一；构成关节面的软骨，关节囊的滑膜层，关节腔和腔内的滑液，对关节活动都是有利的；关节

囊的纤维层，关节内外的韧带、关节周围的肌肉紧张度，则有利于增强关节的稳定性。关节的主要功能是运动，在运动中起杠杆的作用，关节的形态、结构决定它们的运行特点，每个关节的正常活动范围常受年龄、性别、胖瘦和锻炼情况的影响。一般的年轻人、女性、体瘦者、经常锻炼者，其关节的活动范围大，而老年人、男性、肥胖者、不常锻炼者，其关节的活动范围较小。总的来说，保护关节和预防关节病要以了解关节的结构功能为基础，从日常衣食住行做起，养成良好的生活习惯，培养合理的锻炼方式，早预防、早诊断、早治疗，防止致残。这里有 8 个建议：

1. 合理的饮食结构

少吃辛辣、刺激性食物以及生冷、油腻之物；避免高脂食物（脂肪在体内氧化过程中，能产生酮体，而过多的酮体，对关节有较强的刺激作用）；避免食用过多的海产品（因其中过多的尿酸吸收后，能在关节中形成尿酸盐结晶，使关节症状加重）；避免过咸饮食；多喝水；多吃蔬菜、水果等。

2. 补钙

应以食补为基础，要注意营养的平衡，多食奶制品（如鲜奶、酸奶、奶酪）、豆制品（如豆浆、豆粉、豆腐、腐竹等）。同时应多见阳光及补充维生素 D，以促进钙吸收。必要时，适量补充钙剂，如葡萄糖酸钙、碳酸钙是临床常用补钙品。老年人应多进食高钙食品，以确保骨质代谢的正常需要。老年人钙的摄取量应较一般成年人增加50%左右，即每日不少于1200mg，但应注意一定要在医生指导下补钙。

3. 养成良好的生活习惯

注意防止关节受潮受凉，特别是春寒和深秋季节，如不及时添加衣服，也容易造成关节损伤。喜欢穿高跟鞋的女性一天至少要换3次鞋，最好准备一双平底鞋，上下班途中穿着，或者在办公室里足部感到很疲劳的时候换上穿。老年人提东西不宜超过3kg，如果路途遥远，中途应该休息一下，否则易引起关节疼痛。老年人也不宜爬高、搬重物，以免造成关节损伤。

4. 合理的锻炼方式

正确适当地锻炼，可以预防、延缓和减慢关节病的进程。有利于保护关节的适宜运动有游泳、散步、骑自行车等，不适宜中老年人保护关节的活动有蹲马步、蹲下起立、爬山、爬楼梯等活动，因为这些活动会增加关节负荷。

5. 减轻体重

肥胖加重了关节面的负担，使得关节结构加速磨损、老化。引起变形性关节炎。肥胖可通过其他代谢并发症间接影响关节，如糖耐量异常、脂质异常症等。

6. 避免关节受伤

经常参加体育锻炼，可以增强肌肉韧带的力量，有利于关节稳固性的增强，也可以提高关节的灵活性，对防止关节损伤有积极的作用。保持各关节在正常的活动轨迹中运行，是预防关节慢性劳损的重要措施，我们常见的"跳跳膝"，"足球踝"和"标枪肘"都是关节不合理的运动的结果，因此要掌握科学的训练方法和手段。在遇到摔倒、冲撞等情况下，顺势缓冲是一个很有效而合理的自我保护动作。例如，不慎摔倒时，不要用手去撑地，当摔倒时，应主动降低身体重心，尽量先用臀部着地，身体作团状缓冲；如不得不用手撑地，应立即屈腕屈肘，以肩背着地，身体作团状缓冲。遇到关节被扭曲时、身体应做顺势缓冲动作，不要硬顶，否则关节外和关节内的组织会受损伤，严重时会发生断裂和破裂。

7. 防治骨质疏松

预防关节病要关注骨骼的健康。骨质疏松的严重后果就是骨折，当然也包括各个关节部位。要从儿童期就开始吃富含钙、低盐和适量的蛋白质饮食，例如牛奶，注重晒太阳和身体锻炼。

8. 重视健康自查和早期诊断治疗

当出现反复膝盖痛、酸胀、下楼时腿痛、天气变化时关节不舒服等症状时，应引起重视，这些都是关节疾病初期的信号。当存在关节病的典型症状：关节疼痛、肿胀和关节运动功能减退时，应及时到正规医院检查、诊断，明确是风湿性关节炎、骨性关节炎还是痛风性关节炎等。早期的关节病经过对症治疗、保护和锻炼，能够缓解症状、改善功能、延缓病程及矫正畸形。